长寿自疗功法

消化系统自疗

范海生 著

人民体育出版社

图书在版编目(CIP)数据

消化系统自疗 / 范海生著 . –北京：人民体育出版社，2014
ISBN 978-7-5009-4548-2

Ⅰ.①消… Ⅱ.①范… Ⅲ.①消化系统疾病–气功疗法
Ⅳ.①R247.4

中国版本图书馆 CIP 数据核字(2013)第 244164 号

*

人民体育出版社出版发行
三河兴达印务有限公司印刷
新 华 书 店 经 销

*

787×1092 16 开本 17 印张 270 千字
2014 年 3 月第 1 版 2014 年 3 月第 1 次印刷
印数：1—5,000 册

*

ISBN 978-7-5009-4548-2
定价：38.00 元

社址：北京市东城区体育馆路 8 号（天坛公园东门）
电话：67151482（发行部）   邮编：100061
传真：67151483   邮购：67118491
网址：www.sportspublish.com
（购买本社图书，如遇有缺损页可与发行部联系）

序　言

气功是中华民族优秀传统文化中的瑰宝。"长寿功法"创始人范海生先生通过 40 多年的修炼和普及推广实践，创建了集中医、体育、科学、养生、保健长寿等于一身的"长寿功法"系列功法，得到了国家体育总局群体司管辖的全国企业运动队联合会以及中国武术研究院等单位的认定和鉴定，并发文通知在全国大企业和体育系统开展普及和推广"长寿功法"活动，取得了很好的效果。1993 年至 1998 年由中国工人出版社等出版发行的范海生先生的 3 部专著和 9 集录像教学片在 1998 年被国家体育总局定为全民健身教材。1998 年至 2011 年 10 多年间通过范海生先生在普及和推广中积累总结的大量经验和辛勤努力，创编完成了"长寿功法"站、坐、卧、行完整的四步功法和自疗 160 多种病的《长寿自疗功法》。又与人民出版社、人民体育出版社、人民卫生出版社、东方出版社、北京中体音像出版中心、中国科学文化音像出版社、东方音像电子出版社、中国唱片上海公司、北京晟维通达科贸有限公司等单位合作出版发行了 15 部新专著和 168 集教学片（DVD），为全民健身提供了高质量教材，受到了中共中央政治局常委李长春，原中共中央政治局候补委员、全国人大常委会副委员长王汉斌，全国政协副主席陈奎元，原中共中央委员、中共中央组织部部长吕枫等领导的亲切接见和高度评价，并题词鼓励，合影留念。

"长寿功法"是以祖国医学理论为基础，以防病治病为核心，以科学锻炼为手段，以保健长寿为目的，通过调心、调息、调形等方法来完整地修炼人体功能的功法体系，共分四步功法：第一步站功主要是强五脏，调六腑；第二步坐功主要是安五脏，通六腑；第三步卧功主要是洗五脏，浴六腑；第四步行功主要是激发脏腑的经气正常运行，发挥脏腑的原动力，除瘤破石，疏通经络，平衡阴阳。修炼四步功法中任何一步功均可调动自身的元气运行，使后天的呼吸向先天的元气转化，开发潜能，防病治病，健康长寿。"长寿功法"系列功法中又有"长寿自疗功法"等等。"长寿自疗功法"是"长寿功法"系列功法中的一个重要组成部分，针对性强，不同的患者可以根据自己的实际情况，选择针对自己的自疗功法修炼，并根据自己的实际情况，选择适合自己的食疗配方。此系列图书图文并茂，语言浅显易懂。教学片由范海生先生主讲并教授。书（教学片）中内容指导意义颇强，实用价值极高，既可作为中老年大学教材，又可作为医学工作者的参考书，更是大中小学生、气功爱好者和病患者的良师益友。2010 年至 2011 年"长寿功法"和"长寿自疗功法"已被编入《全国大中专教学用书汇编》，并用于《全国高等医药院校教学配套用书》、人民体育出版社《全国普通高等院校体育教育专业主干课程运动解剖学教学用书》，是范海生大师对人类的又一大贡献。

　　在"长寿功法"和"长寿自疗功法"15 部新专著和 168 集 DVD 教学片由人民出版社等 8 个出版社出版发行之际特写此序，希望范海生先生的 15 部新专著和 168 集教学片在普及气功知识，指导气功锻炼，开展全民健身运动中走向千家万户。也希望范海生先生在已出版发行 18 部书、168 集教学片后，继续写出好书，拍出好片，创编出好的功法，在气功推广和气功科研方面再次取得新的成果，为人类的健康事业和祖国的经济建设作出新的更大的贡献。

著名思想教育家和理论家
第一批国务院稽查特派员
国家体育总局顾问
全民健身发起人
刘吉
2011. 9. 2.

目　录

第一部分　长寿自疗功法功理

一、练功中的气感效应

在练功的过程中，由于调神、调气、调身的作用，会使心理和生理发生一系列变化和反应，统称为练功效应。其中包括正常的练功反应，也包括练功方法不当所出现的异常反应。

(一) 正常效应

正常效应是练功的良好效应，是对身体有益的变化和反应。它是在练功有了一定基础的情况下才出现的。常见的正常效应有：

(1) 练功时出现身体发热、全身出汗。

(2) 练功中在掌心及指端或身体其他部位产生热、胀、麻、酸、针刺、穴跳、类似虫爬、流水、窜气、通电或某穴痛痒等反应。

(3) 随着练功时间的延长，还要出现排气、流眼泪、流鼻涕、拉肚子、二便失调等。以上这些现象都是好现象，是真气在体内流动运行，将体内浊气、浊液排出体外的结果，是气冲病灶的表现，是练功得气之后的必然效应。

(4) 练功时出现唾液分泌增多，胃肠蠕动增强，甚至可听到肠鸣、矢气。练功后可以改善食欲，使食量增大，体重增加，对患有胃肠疾病、食欲不振、形体消瘦者很有益处。

(5) 练功后可使睡眠加深，对消除精神和身体的疲劳，加速精力和体力的恢复都有良好的作用，特别是对患有失眠、多梦的神经衰弱者更有明显疗效。

(6) 练功后会感到头脑清晰，精力充沛，周身轻松舒适，心情舒畅，精神焕发，耳目一新。

(7) 练功后会感到肢体的协调性、灵活性提高，步履轻捷。

上述正常效应，并非每个练功者都会马上出现，当其没有出现时，不要急于追求，一旦出现后，也不要过分注意，一切以顺乎自然为贵。

（二）异常效应

1. 肿、胀、痛、闷

练功时精神紧张，意念过重，练功时间安排不合理，呼吸不自然，强行机械地进行腹式呼吸，身体与精神未能做到整体性的放松，经络不通畅，遇到病灶产生阻力难以通过。阻力越大，冲击力就会越大，致使真气运行至该处时气滞不行，于是产生不同程度的肿、胀、痛、闷，有时在无病的部位也会出现肿、胀、痛、闷。只要全身放松入静，这些现象即可消失。

2. 心慌疲倦

练功时全身骨骼肌肉紧张。练功姿势不正确，动作生硬，意念与放松呼吸配合不协调，心情紧张，不利于气的正常运行，造成心慌和肌肉疲劳，全身困倦。如果做到全身放松入静、练功时间适当，这些现象就会消失。

3. 口干腹胀

在练功中张口呼吸、鼻口同时呼吸或闭口过甚会引起津液损伤，造成口干咽痒。在呼吸中因强作深长腹式呼吸，向下压气，憋气而使气行不畅，会造成腹痛腹胀。只要呼吸松缓细匀，腹部放松些，即可消除口干腹胀现象。

4. 头晕失眠

这一现象是由于练功完毕时气收得不净，动作不正确，动作不到位或收功过快，追求气感疗效，有急躁情绪和练功速成心理所致。在练功时只要做到对于得气早晚、气感大小，都按照功法的要求顺其自然，头晕失眠现象会自然消失，如此坚持必定能练出真功夫，达到理想的功效和目的，使脏腑的经气正常运行。

二、练功要求和注意事项

（一）练功要求

1. 松静自然

"松"，即轻松而不紧张，消除紧张情绪，心平气和，使整个身心处于一种非常轻松而舒适的状态。只有身心皆松，内气的运行才能畅通无阻。

"静"，即指入静而言。入静是一种状态，即常说的气功态。气功态是一种特殊的安静和特殊的觉醒状态。说它是"特殊的安静"，是因为它不同于平时所指的外部行为动作的停止，即一般的休息和睡眠。有人说，练功入静后就什么都不知道了，这是错误的，这不是入静而是入睡。入静过程是一种主动性的休息过程，是要避免昏沉入睡的，不是万念俱息，而是以一念代万念。"特殊的觉醒"，说明入静又不同于常态下的清醒，对外界各种干扰虽有感知，但又不受其忧，意识虽清醒，但思维活动减少，专心于体内气血变化，自我感觉增强。

放松与入静是相辅相成的，入静以放松为基础，只有放松才能入静。而入静以后，又可进一步促进放松。

"自然"，即一切顺其自然，不可强求，这是练功一大原则。练功中的放松、入静都必须在顺乎自然的前提下进行，绝不能勉强去追求。但自然又是相对的，不能理解成听其自然，任其自由，消极被动。自然是指经过锻炼逐步达到要求，顺乎人认识事物规律，从不熟悉到逐渐熟悉，从不会到会，这样才不至于事倍功半。

2. 意气相依

意气相依是指练功过程中调神与调气必须密切结合起来，互相依存，合为一体。如练功气通周身时，意想头顶百会穴，以促进气上行至头部。而后意想脚踏银白色的月亮，意想两脚涌泉穴，以促进气的下行，产生气的感觉。气上行时以鼻吸进，气下行时以口呼出。按功法要求去做，则可在大脑皮质形成固定的条件反射，由以意引气进入意气相依的境界。这时，意与气的关系已十分协调，自然无法严格区分了。

3. 上虚下实

练功时要求上虚下实，其意有二：一是指上体虚灵；二是指下体充实。上下体以脐为界，脐以上为上体，脐以下为下体。上体只有虚灵，才能轻捷、灵活，耳目聪明。下体必须充实，因真气贮存于下元，只有引气归元，才能使内气充盈，生机横溢，精力充沛。人到中老年，每易出现气血上冲、上盛下虚之征象，表现为血压增高，头重脚轻，步行不稳等。通过充实下元，可防止上盛下虚，使人下元充实，步履稳健，思维清晰，耳目聪明，动作灵活。因此，练功时应多注意意守身体充实。只有思想淡薄虚静，形体盈满充实，才能形神俱养，取得良好练功效果。

4. 火候适度

所谓火候，指练功中用意和用力的强度、限度。气功锻炼要很好地掌握练功的火候，火候不到难以收到练功效果，火候太过也会适得其反，产生某些不适和异常反应。

调神、调气、调身都要掌握火候，要做得适度。此外，练功时间的长短要按功法的要求，每个人可根据自己的身体情况灵活掌握选练，不要过于疲劳，以练功后头脑清晰、精神愉快、精力充沛为恰到好处。

5. 动静结合

动静结合有两个意思：一是练静功时要做到外静内动、静中求动，练动功时要做到外动内静、动中求静；二是动功与静功必须结合。

静功是指练功时肢体保持一定姿势不动的各种练功方法。从外表看，肢体是安静不动的，但越是安静，体内的气血运行就越活跃，内气的感觉就越明显。因此，静功锻炼时要于静中求动。动功是指练功中肢体按照各种套路进行运动的各种练功方法，其运动形式丰富多彩、多种多样。在练动功时，应在保持肢体运动的前提下，于动中求静，使思想安静排除杂念，注意做好每一个动作。因此，动功的作用必须在意识安静的状态下才能更好地实现。总之，无论练静功还是动功，必须动静相兼。静功从静中求动，动功从动中求静，使动静结合起来。

动静结合的第二个意思，是静功与动功必须结合起来练。静功外静内动，主要是锻炼身体内部五脏六腑的，以精、气、神锻炼为主，对肢体活动、肌肉骨骼的锻炼较差，所以单练静功有其不足；动功外动内静，主要是对肢体、肌肉、骨骼的锻炼，以外练筋骨皮为主，对身体内部脏腑的锻炼不及静功。只有两者结合起来练，才可取长补短，相得益彰。练功者可根据自己的情况选择，可在练完静功后再练动功，或先练动功后练静功，或早晨练动功晚上练静功，或在一个时期内练静功，过一段时间再练动功，二者相交替应用。

6. 循序渐进

在练功过程中要防止两个倾向：一是急于求成；二是不能坚持。

急于求成必然会练的时间过长，动作过猛，刻意追求，违背了顺乎自然的练功原则，结果欲速则不达。要知拔苗不能助长，根深自能叶茂。气功之"功"，必须从基本功练起，坚持持久，使练功生活化才能收到满意成效。不能坚持练，懒惰怕吃苦，没有毅力，总想寻求不费气力的办法，并能一劳永逸，这是一种美好的空想。要知道，气功入门并不难，难的是坚持练下去，没有耐心、信心、恒心这"三心"，是难以奏效的。

由于练功者的体质、病情、身体状况和接受能力等各不相同，练功获效的时间往往也有差异。有的人很快出现效果，有的人则较慢。对于获效较迟者，除及时查找原因外，还要坚持下去。初学气功最忌讳的是见异思迁，乱换功法，朝学夕改，这样往往一事无成。气功作用的本质都是一样的，不同的功法各有不同的特点，应从自己的身体实际出发，选择一两种功法反复练习，细心体会，才能尽快见效。如果反复变换功法，浅尝辄止，一种功法未熟悉和掌握，又换成另一种功法，必然会造成体内气血运行紊乱，出现偏差。这是初学者必须注意的。

（二）注意事项

练功注意事项是指在练功前、练功过程中及练功后应注意的一些事宜：

（1）在练功前要做好精神准备。练功前把工作和其他事情安排好，停止一切与练功无关的活动，以免练功过程中思想分散，不易入静。在精神过于兴奋、心情不愉快、情绪不稳定时不宜练功。在练功前，一定要避免喜、怒、忧、思、悲、恐、惊等刺激，使大脑处于相对平静的状态。

（2）练功前应停止剧烈的运动，如跑、跳、打球等，以保证练功时肌肉放松，有益于调整呼吸和入静。不要在过度疲劳的情况下练功。过饥或过饱也都不宜练功。

（3）练功前要宽衣解带，以便于全身肌肉放松和呼吸通畅，体内气血运行。

（4）练功前要排出大小便，清理呼吸道积痰，可以喝些温开水。

（5）要选择比较安静的环境练功，避免突然的音响搅扰，场地要宽敞，空气要清新。室外练功，选择树丛中、花木旁最好。室内练功，空气要流通，但要避免直接吹风。

（6）避免在大风、大雾、强光下练功。

（7）练功过程中要做到"三稳"，即起功稳、行动稳、收功稳，保持匀速，不要忽快忽慢。

（8）练功时不要说话，不要久忍大小便。

（9）练功中不可入睡。

（10）老年人要选择平地练功，不要在井台、阳台上练功。

（11）练功中一定要排除外来的干扰。

（12）练功期间可以服药，但能停服的最好停服。

（13）练功期间要节制性生活。

（14）练功期间对饮食要加以调整，以素为主。

（15）妇女月经期、妊娠期可以有选择地练功，但不要时间过长。

（16）有精神病、癫痫病等神经性疾病患者可选择针对自己的自疗功法练功。

（17）练功的时间应按长寿功法、自疗功法、特定功法来定，但时间不要太长。

三、长寿自疗功法的特点

气功是我国文化遗产和医学遗产的一部分，是具有我国民族特色的一项医疗保健活动，是我国古代人民在长期的生活和劳动中，在与疾病和衰老斗争的实践中，逐步认识和发展起来的一种自我身心锻炼的方法和理论。它通过意念的集中和运用，呼吸锻炼以及气机的升降开合，姿势的调节，进行自我整体调整，以调动生理潜能，培育真气，发挥防病治病、保健强身、延年益寿之功效。

长寿自疗功法要求必须依靠自身锻炼，不借助气功师的发功（气功师不在时），通过练功者发挥自己的主观能动性，收到健身祛病的效果。这是不同于药物、针灸、理疗、外科手术等靠施加外因作用的疗法。因此，长寿自疗功法是独特的，是其他任何方法也代替不了的自我锻炼方法，要想获得疗效，必须自己勤学苦练，持之以恒。除此之外，没有不练而获的。

长寿自疗功法是对身体和精神两方面的锻炼，这一点也是其所独有的特性。长寿自疗功法与体育疗法不同。体育疗法主要是通过对人体肌肉、骨骼、关节等运动器官的锻炼来实现的，对人的意念、思维等精神方面没有特殊要求，属于"运动医学"范畴；另外，长寿功自疗功法又与单纯的心理疗法不同，它有形体锻炼的内容在内。因此，长寿自疗功法是将生理与心理有机地结合，通过有意识地自我调控身心来进行锻炼，因此可以说属于"心身医学"范畴。

长寿自疗功法还与药物等其他疗法有一个本质的不同之处，即它不仅仅是对某种疾病有效的特异疗法，而主要是改善人的整体机能，强调内因的整体疗法。祖国医学认为，人之所以罹患疾病，是由于正气虚而邪气侵入所致。气功锻炼正是从扶助正气入手，在使人体正气增强和充沛的基础上，达到防御邪气、疾病，进而健康长寿之目的。由于长寿自疗功法是靠增强人体正气，而不仅仅是针对某一脏腑的，因此说它是一种整体疗法。临床上常见到用气功疗法治疗某种疾病的同时，其他疾病也往往随之好转或痊愈，不但所患疾病的症状得到缓解，而且肌体一般状态也得到改善，睡眠加深，食欲增强，精力充沛，这正是肌体内部正气逐渐旺盛的结果。

我们在认识到气功疗法效果的同时，也不能忽视辨证施功的问题。练气功的目的，有的是为了保健强身，有的是为了防病治病，有的是为了健康长寿。每个人的具体情况不同，各种疾病的表现也千差万别，不同的功法各有侧重，因此，应根据不同的情况选择适合自己学练的自疗功法。如按照体质类型辨证施功，对于阴阳偏盛、体质强者可以动功为主，辅以静功；对于阴阳不足、体质弱者可以静功或卧功为主，辅以动功。按照年龄的特点来划分，年轻人宜以动功、站功为主，辅以静功、卧功；中年人则动静各半；老年人由于体力较差，以卧功、静功为主，适当辅以动功，但不宜练运动量过大的动功，以免发生意外。体力劳动者在劳动之余练一点放松功之类的静功，有助于恢复体力，消除疲劳。脑力劳动者在长时间伏案之后练一点动功，可以收到舒筋活血、疏通气机的效果。还有一点要注意的是，同为动功或静功，不同的功法也是有很大差别的，练功者应该注意体会，选择适合自己学练的自疗功法。

需要说明的是，气功虽然具有重要的医疗保健作用，但气功疗法也不是万能的，它也与其他任何一项医疗手段一样，有着自己的局限性。气功虽然能预防疾病，但不能说练了气功就等于进了"保险箱"，保证不生病，人的体质还是有强弱不同的。另外，气功虽然对多种疾病都有较好的治疗效果，但不等于说气功可以包治百病，可以完全代替其他疗法，气功与药物、手术等其他疗法的作用是相辅相成的。气功抗衰老的作用更是如此。气功虽然是一种有效的抗衰老方法，但仅靠气功这种方法还是不够的，长寿是由诸多因素决定的，还必须从情志、饮食、起居等多方面调节。此外，长寿还与遗传、种族、地理气候等因素有关，不能说凡练气功者都能活过百岁，但练气功的人均可延长寿命，快活自在。

第二部分　长寿自疗功法

一、自疗恶心、呕吐

(一) 病因病理

恶心与呕吐二者往往并见。恶心可以单独出现，也可能是呕吐同时期症状；呕吐则多兼有恶心。引起恶心、呕吐的原因很多，以消化系统疾病引起者最为常见。当出现恶心、呕吐时，均可采用本节介绍的自疗功法。妊娠呕吐虽属妇科范畴，亦可练此自疗功法。

(二) 自疗功法

预备姿势：两脚分开，与肩同宽，脚尖朝前，平放地上，头正身直，百会朝天，挺胸收腹，沉肩垂肘，两膝微屈，膝盖与脚尖相齐，舌抵上腭，唇齿轻合，双目垂帘或轻闭（高血压者留视线），两掌自然下垂，掌心向内，十指向下，掌指微微分开（图1）。

意想：从头顶百会穴顺身体向下到两掌内劳宫穴，再顺全身向下到两脚涌泉穴，全身放松七遍。

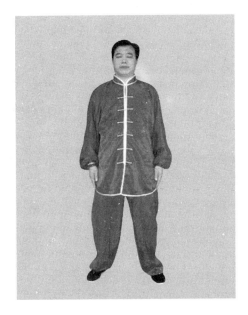

图1

9

松—松—松—松—松—松—松

再从头顶百会穴顺身体向下到两掌内劳宫穴，再顺全身向下到两脚涌泉穴，全身通七遍。

通—通—通—通—通—通—通

做到：全身放松，高度入静，物我两忘。

练功姿势：将两掌置于神阙穴，右掌的内劳宫穴对压住通五脏的神阙穴，掌指向左，左掌的内劳宫穴对压住右掌的外劳宫穴，掌指向右（图2）。

吸气时两掌同时向神阙穴两侧分开，宽不过胯，掌心向上，十指相对（图3）。

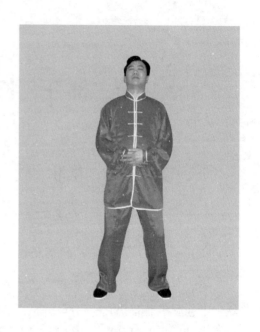

图2

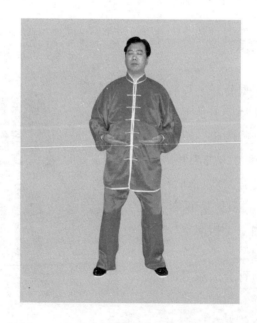

图3

接着两掌同时向上运行到胃两侧，贴身，掌心向内，十指相对（图4）。

然后两掌继续同时向上运行到膻中穴两侧，贴身，掌心向内，十指相对（图5）。

而后两掌同时向膻中穴运行，右掌内劳宫穴对住膻中穴，掌指向左，左掌内劳宫穴对压住右掌的外劳宫穴，掌指向右，挺胸收腹，将气吸满，身、头后仰（图6）。

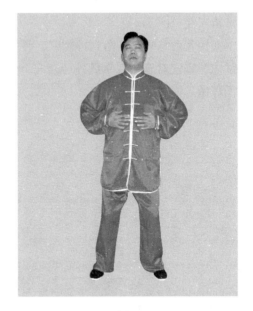

图4

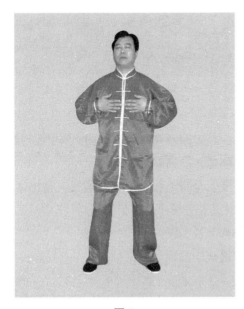

图5

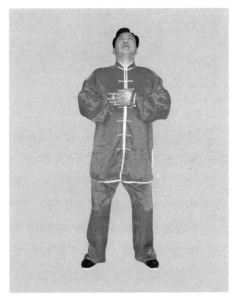

图6

呼气时两掌同时向下运行到胃部，掌心向内，两掌贴紧，左掌指向右，右掌指向左（图7）。

接着两掌同时下落到神阙穴，右掌内劳宫穴对压住神阙穴，掌指向下，左掌内劳宫穴对压住右掌的外劳宫穴，掌指向下，含胸拔背，将气呼出（图8）。循环做。

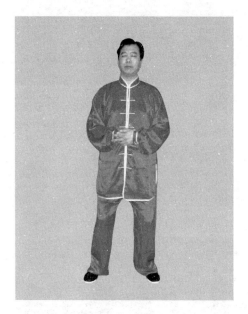 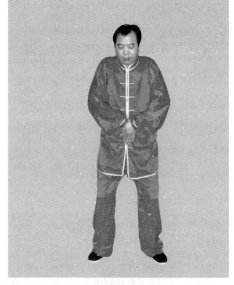

图7   图8

意念活动： 吸气时意想宇宙万物精华之气经两掌和呼吸系统进入体内，五脏六腑的经气正常运行，全身放松，经络畅通，心情畅快。

呼气时意想脾胃及全身病浊之气随呼气、全身毛孔、汗液及涌泉穴排出体外入地，心血管畅通，心脏红亮，胸腹舒展，五心畅通，头脑清醒。

呼吸要求： 鼻吸鼻呼，做到细、匀、深、长、缓。

手指颤动要求： 保持十指在整个做功过程中的颤动。

练功时间要求： 单练此功15~33分钟。

解功动作：抖身 49 次，抖起（图 9）。

落地（图 10）。

收功动作：搓手（图 11），搓热为宜。

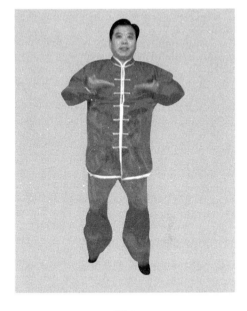

图 9

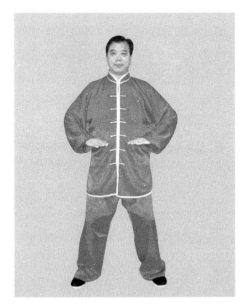

图 10

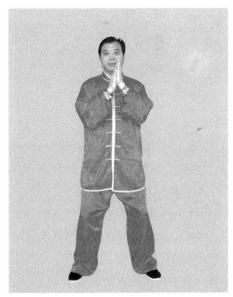

图 11

洗面（图12），洗热为宜。

梳头（图13），十指向后。

神归动作：双手合掌，十指向上，放于两乳中间的膻中穴（图14），口念"神归"24遍。

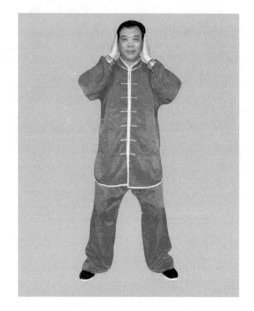

图 12

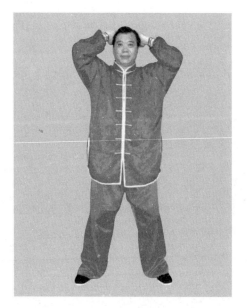

图 13

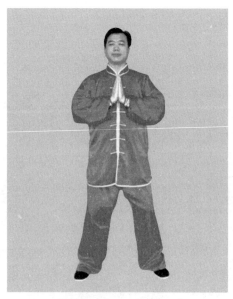

图 14

（三）选配功法

可以选择：第一步站功中第一节强肺调大肠，第二节调胃强脾，第五节调心包、三焦、利胆，第七节气通周身；第二步坐功中第一节肺安大肠通，第三节心安小肠通，第七节阴阳得平衡；第三步卧功中第一节洗肺浴大肠，第二节浴胃洗脾，第五节浴心包、三焦、胆囊，第七节洗浴周身；第四步行功中第一节肺行大肠得一清，第二节胃气行脾得一宁，第七节天人合一得长生。

亦可完整地修炼长寿功法第一步站功、第二步坐功、第三步卧功、第四步行功，还可以选择此四步功中任何一节修炼。专门修炼长寿自疗功法也行，最好能够完整地修炼效果更好。可以配合光盘（DVD）教学片准确练功。

（四）选配穴位

关元穴、中脘穴、膻中穴、内关穴、涌泉穴、足三里穴、左天枢穴、大椎穴等。

穴位的位置：长寿功法点穴按摩图、经络图。

（五）辨证施食

1. 呕吐症

生姜 10 克，水 2 杯，蜂蜜若干（20 次用量）。将洗净的生姜剥皮切碎，然后用文火烤 2 分钟左右。将烤好的生姜加水用武火熬汤，煎至一半，加蜂蜜，改用文火烧，等烧开后放几粒松子饮用即可。

生姜具有良好的止吐作用，呕吐持续不断时可以饮用生姜汤。但对突如其来的呕吐则不必用。此时，取一小勺粉碎的生姜用纱布挤出汁，然后加一杯水搅匀饮用即可。

2. 恶心，呕吐，干呕

1）胃寒呕吐、口吐清水

（1）生姜汁半杯，灶心土 15 克，水煎服或生姜汁开水冲服即可。

（2）生姜 10 克绞汁，饴糖 20 克，开水冲服。

（3）大蒜头 1 个，烤熟，用开水冲蜂蜜送服。

2）恶心、干呕

（1）甘蔗汁半杯，生姜汁 1 匙，搅匀炖服。

（2）绿豆、冰糖各 16 克，煲汤服食。

（3）土豆汁 1 小杯，滴入橘子汁、生姜汁各少许，空腹服即可。

3）功能性呕吐

生姜 30 克取汁，鲜猪胆 1 个刺破取汁，拌匀装瓶备用。每次 3~5 滴，水冲，含咽。

4）中暑呕吐

柠檬肉切碎取汁，先大火煮沸后小火熬成膏状，装瓶备用。每次 10 克，沸水冲服。

3. 反胃呕吐，恶心

（1）取木槿花阴干研末，一次 1 匙，一日 3 次，用陈糯米汤送服，疗效更佳。

（2）枇杷叶、党参、半夏、槟榔各 6~10 克，茯苓 10~15 克，生姜 3~6 克，茅根 5~20 克，水煎，加少许糖调味，每日 1 剂，频频饮之。

4. 反胃呕吐百药无效

白矾、硫黄各 40 克，置铁容器内火煅研末，入朱砂 0.4 克，用面糊为小豆大小的丸粒，一次 20~30 丸，用姜汁煎汤服之。

5. 恶心吞酸

吴茱萸 12.5 克，开水泡去苦味，水煎，食间服。或加干姜 3.1 克亦可。忌夜食并忌生冷食物。

（六）选配食疗

砂仁粥

组成：砂仁 2~5 克，粳米 50~100 克。

用法：砂仁研细末，粳米加水煮至米开时，调入砂仁末，文火稍煮数沸，粥稠即停火，入砂糖调味。

功效：醒脾和胃，降逆止呕。

主治：呕吐，脾胃虚弱，胃失和降，不思饮食甚至食入即吐，胃脘痞满。

白术鲫鱼粥

组成：白术 10 克，鲫鱼肉 60 克，粳米 100 克。

用法：将白术洗净先煎取汁 100 毫升，鱼肉同粳米煮粥，粥成入药汁和匀，根据口味入盐或糖。每日 1 次，连食 3~5 天。

功效：健脾和胃，降逆止呕。

主治：脾胃虚弱，饮食不进，食入即吐，头晕乏力，疲倦思睡。

砂仁生姜饮

组成：砂仁 15 克，生姜 15 克。

用法：以上两味加水 500 毫升，煮沸后离火加盖浸泡 30 分钟后滤渣，以汤或茶频饮。

功效：健脾和胃，止呕。

主治：妊娠剧吐，脾胃失和，呕吐频繁，不思进食，恶闻食味。

橘皮竹茹茶

组成：橘皮 5 克，竹茹 10 克。

用法：以上两味分别切碎，用沸水冲泡，代茶频饮。

功效：清热理气，和胃止呕。

主治：妊娠剧吐，肝胃不和，呕吐酸水，口苦心烦，胸胁胀闷。

竹茹粥

组成：竹茹 15 克，粳米 50 克。

用法：竹茹加水煎取浓汁 100 毫升左右备用。粳米加水 400 毫升，入生姜 2 片，煮成稠粥，待粥将成时，对入竹茹汁，再煮一沸即可。每日 2 次，稍温服食。

功效：清化痰热，除烦止呕。

主治：妊娠剧吐，肝胃积热，呕吐吞酸，口苦咽干，烦躁不安。

生芦根粥

组成：新鲜芦根 100～150 克，竹茹 15～20 克，粳米 100 克，生姜 2 片。

用法：将芦根洗净，切成小段，与竹茹同煎去渣取汁，加入粳米煮粥，粥将熟时加入生姜，稍煮即可。每日 2 次，3～5 天为 1 疗程。

功效：清热生津，除烦止呕。

主治：妊娠恶阻，口渴心烦，呕吐不止。

砂仁鲫鱼

组成：鲫鱼 250 克，砂仁末 5 克。

用法：鲫鱼剖杀去鳞、鳃及肠杂，洗净，砂仁用油、盐拌匀，纳入鱼腹中，用豆粉封住腹部刀口，置盘上，盖上盖隔水蒸熟食用。

功效：醒脾开胃，化湿止呕。

姜汁炖砂仁

组成：砂仁 5 克，生姜汁 1 汤匙。

用法：以上两味加清水 100 毫升左右，隔水炖 30 分钟，去渣即成。每日 2 次，缓缓饮服。

功效：温胃散寒，调中止呕。

主治：妊娠胃寒呕吐，吐出清水，胃脘喜暖畏寒等。

陈皮炒鸡蛋

组成：鸡蛋 2 枚，陈皮、生姜各 15 克，葱 2 根。

用法：将陈皮用冷水浸软，洗净，切细丝；生姜去皮，洗净，磨浆榨汁；葱去须根，洗净，切粒。把鸡蛋打入碗中，搅拌成匀浆，加入姜汁、陈皮丝、葱粒、食盐，调匀，武火起油锅，下鸡蛋炒至刚熟时即可。随量食用。

功效：健脾化痰，下气止呕。

主治：妊娠痰阻气滞，呕吐，恶闻食臭，或吐出痰涎，脘闷不舒等。

苏香饮

组成：苏叶、藿香各 9 克，砂仁 3 克，陈皮 6 克。

用法：以上四味加水煎煮，去渣取汁，每日 3～4 次，每次约 150 毫升。

功效：醒脾开胃，降逆止呕。

主治：妊娠恶阻痰阻，脾胃失和，恶心呕吐，胃脘胀闷，不思饮食。

橘茹饮

组成：橘皮、竹茹、柿饼各 30 克，生姜 3 克，白糖 100 克。

用法：将橘皮洗净切丝，竹茹洗净切片，生姜洗净切丝，一起放入锅内，加水 1000 毫升煮沸 20 分钟，滤汁，加水重煎 1 次，合并 2 次煎液，过滤加糖溶化。每次服 200~250 毫升，分次服完。

功效：上气和胃，降逆止呕。

主治：妊娠呕吐。

二、自疗慢性胃炎

（一）病因病理

慢性胃炎是胃黏膜上皮遭到各种致病因子的经常反复侵袭，发生持续慢性炎症性病变。由于黏膜的再生改造，最后导致固有的腺体萎缩，并可伴有肠上皮化生及异型增生或非典型增生的癌前组织学病变。

慢性胃炎通常指慢性浅表性胃炎和慢性萎缩性胃炎，是一种常见的多发病，其发病率居各种胃病之首。本病属于中医学的"胃脘痛"、"痞满"、"吞酸"、"嘈杂"、"纳呆"等证。其临床表现多为胃脘痛或上腹部不适、嗳气、吞酸、恶心、呕吐、食欲减退等。本病的病因多为饮食失调、过食生冷辛辣、嗜酒，或因七情所伤、肝气犯胃、脾胃虚弱等原因造成胃气滞塞、升降失常或胃络失养。

（二）自疗功法

预备姿势：两脚分开，与肩同宽，脚尖朝前，平放地上，头正身直，百会朝天，挺胸收腹，沉肩垂肘，两膝微屈，膝盖与脚尖相齐，舌抵上腭，唇齿轻合，双目垂帘或轻闭（高血压者留视线），两掌自然下垂，掌心向内，十指向下，掌指微微分开（图1）。

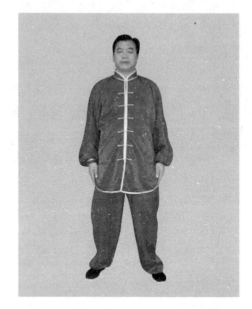

图 1

意想：从头顶百会穴顺身体向下到两掌内劳宫穴，再顺全身向下到两脚涌泉穴，全身放松七遍。

松—松—松—松—松—松—松

再从头顶百会穴顺身体向下到两掌内劳宫穴，再顺全身向下到两脚涌泉穴，全身通七遍。

通—通—通—通—通—通—通

做到：全身放松，高度入静，物我两忘。

练功姿势：将两掌置于神阙穴（肚脐），右掌的内劳宫穴对压住神阙穴，掌指向左，左掌内劳宫穴对压住右掌的外劳宫穴，掌指向右（图2）。

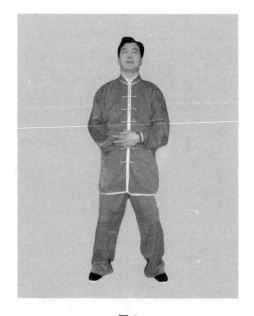

图 2

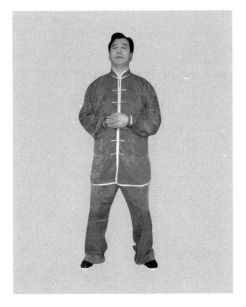

图 3

吸气时两掌同时向上运行到中脘穴，两掌心对住中脘穴，左掌指向右，右掌指向左（图 3）。

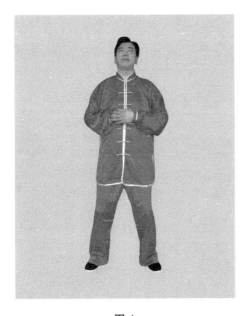

图 4

接着两掌同时向上运行到巨阙穴，两掌心对住巨阙穴，左掌指向右，右掌指向左（图 4）。

然后两掌同时向上运行到膻中穴
时，两掌心对住膻中穴，左掌指向
右，右掌指向左，挺胸收腹，将气吸
满（图 5）。

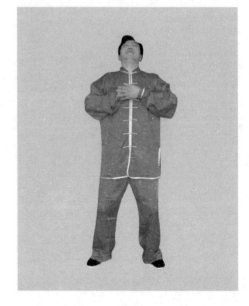

图 5

呼气时两掌同时向下落到巨阙穴
时，两掌心对住巨阙穴，左掌指向
右，右掌指向左（图 6）。

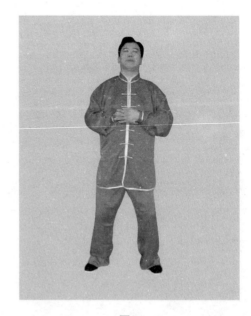

图 6

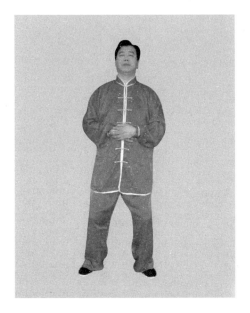

图 7

接着两掌同时向下运行到中脘穴时，两掌心对住中脘穴，左掌指向右，右掌指向左（图7）。

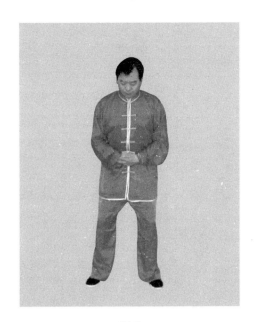

图 8

最后两掌同时收回到补虚还阳的神阙穴，右掌内劳宫穴对压住神阙穴，掌指向左，左掌内劳宫穴对压住右掌的外劳宫穴，掌指向右，含胸拔背，将气呼出（图8）。循环做。

意念活动：吸气时意想日精月华之气经两掌和呼吸系统进入体内，金黄色的太阳在体内随两掌的上升而向上移动，全身放松，脾胃开放，真气在体内运行。

呼气时意想金黄色的太阳在体内随两掌的下降而下行，胃部的疼痛及炎症消失，脾脏升清，胃部降浊，胃及全身的病浊之气随呼气从全身毛孔随汗液排出体外。

呼吸要求：鼻吸鼻呼，做到细、匀、深、长、缓。

手指颤动要求：保持十指在整个做功过程中的颤动。

练功时间要求：单练此功 21～45 分钟。

解功动作：抖身 49 次，抖起（图9）。

落地（图10）。

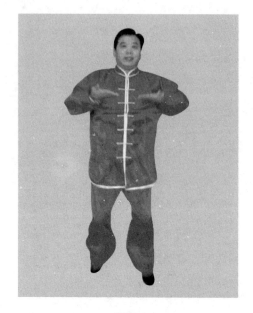

图 9

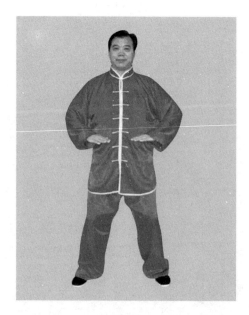

图 10

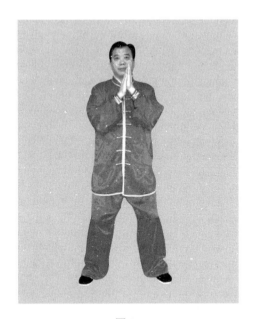

图 11

收功动作：搓手（图 11），搓热为宜。

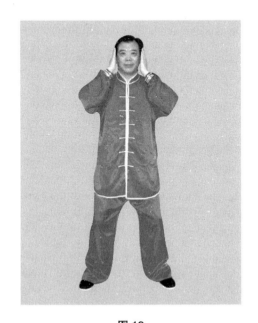

图 12

洗面（图 12），洗热为宜。

25

梳头（图 13），十指向后。

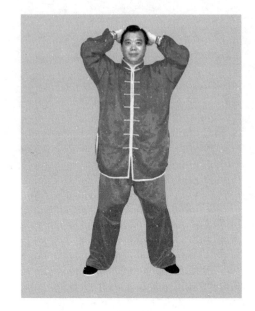

图 13

神归动作：双手合掌，十指向上，放于两乳中间的膻中穴（图14），口念"神归"24遍。

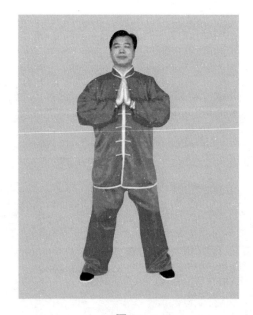

图 14

（三）选配功法

可以选择：第一步站功中第二节调胃强脾，第七节气通周身；第二步坐功中第一节肺安大肠通，第二节胃通脾自安，第七节阴阳得平衡；第三步卧功中第二节浴胃洗脾，第五节浴心包、三焦、胆囊，第七节洗浴周身；第四步行功中第二节胃经行脾得一宁，第三节心行小肠得一定，第七节天人合一得长生。亦可完整地修炼长寿功法第一步站功、第二步坐功、第三步卧功、第四步行功，还可以选择此四步功中任何一节修炼。专门修炼长寿自疗功法也行，最好能够完整地修炼效果更好。可以配合光盘（DVD）教学片准确练功。

（四）选配穴位

中脘穴、巨阙穴、神阙穴、脾俞穴、膻中穴、足三里穴、涌泉穴。

穴位的位置：见长寿功法点穴按摩图、经络图。

（五）辨证施食

1. 肝胃气滞

治则：疏肝理气，和胃止痛。

选方：

内金砂仁粉

鸡内金 20 克，砂仁 15 克。上药研末，日服 2 次，每次 3~6 克即可。

参皮瘦肉汤

党参 15 克，陈皮 9 克，柴胡 6 克，瘦肉 100 克，生姜 3 克，食盐少许。将瘦肉洗净、切丝，拌调味品后备用。余药加水放锅中煎熬 1 小时后，去药渣，纳入瘦肉，煮沸至熟后，食肉饮汤。

参枣汤

党参 10 克，陈皮 6 克，大枣 10 枚（去核）。煎汤代茶饮，每日 1 次，连服 5~7 日。

2. 胃热阴虚

治则：养阴清热，益胃止痛。

选方：

苦瓜青果炖猪肚

苦瓜 150 克，青果 50 克，猪肚 1 个，生姜 9 克，食盐少许。将猪肚洗净、切丝，苦瓜切断盐腌片刻。锅中加水先煮猪肚，后入诸药，待熟后调味服食，食肚饮汤。

石竹牛肚汤

石斛 12 克，玉竹 10 克，牛肚500 克，大枣 5 枚（去核）。将牛肚洗净、切块，余药布包。牛肚加水放锅中先煮，后纳入诸药，待煮至熟烂后调味服食，食肚饮汤。

牛肚冬沙饮

牛肚 500 克，麦冬 9 克，沙参 15 克，大枣 6 枚（去核），陈皮 6 克，生姜 6 克，食盐适量。将牛肚洗净、切片，余药布包，煎汤煮食，食肚饮汤。

3. 脾胃虚寒

治则：温中健脾，补虚散寒。

选方：

羊肉麦果汤

羊肉 500 克，草果 5 个，大麦 200 克，生姜 9 克，食盐适量。先将羊肉洗净、切片，加水与草果同煮至羊肉熟时，将羊肉、草果捞起，余汤与大麦合熬，至大麦熟透后，再将羊肉切成小块，入汤内，调味后酌量分食。

胡椒炖猪肚

白胡椒 15 克，猪肚 1 个，生姜 9 克。将胡椒打碎，生姜切细，一同纳入洗净的猪肚内，并留少量水。然后用线扎紧猪肚，入砂锅内用小火炖至烂熟，调味服食。每 2~3 日服 1 次，连服 3~5 次。

牛肉粳米粥

牛肉 50 克，粳米、香菇各 100 克，山药 15 克。将牛肉煮熟切成薄片，山药切片，香菇切条，粳米洗净，共放入锅内加水煮粥，待熟后调入葱、姜、盐、味精等调味服食。

（六）膳食宜忌

宜食细软易消化及有健脾益胃作用的食物，不宜食过酸的食物。另外，平时应注意饮食有节，定时定量进餐。忌食生、冷、硬等物。

（七）选配食疗

橘花茶

组成：橘花、红茶末各 3 克。

用法：四月底收集橘花，晒干备用。每日，剂，白开水冲泡代茶饮。

功效：理气和胃，消食悦脾。

主治：慢性胃炎，肝气犯胃，胃脘胀痛，窜及胸肋，嗳气叹息，饮食不消。

瑞香汤

组成：山药 120 克，乌梅、甘草各 30 克，陈皮、木香各 3 克。

用法：将以上诸药研末，每次取适量做汤服食，每日 2 次即可。

功效：柔肝健脾，理气和胃。

主治：慢性胃炎，肝胃气滞，肝脾不和，胃脘胀痛，时时泛恶，大便稀溏。

玫瑰膏

组成：玫瑰花蕊 50 朵，白糖 250 克。

用法：水煎玫瑰花蕊两遍，去渣取汁相合，慢火浓缩，白糖收膏。每次服 10 克，每日 2~3 次。

功效：舒肝解郁，和胃补虚。

主治：慢性胃炎，肝胃不和，胃脘胀痛，连及两肋，情志抑郁。

吴茱萸粥

组成：吴茱萸 15 克，粳米 15 克。

用法：将吴茱萸水洗，去涎，焙干碾末，同淘洗干净的粳米入锅内，加水适量，煮成粥，空腹 1 次服食。

功效：温中散寒。

主治：慢性胃炎，脾胃虚寒，胃脘隐痛，喜温喜按，或泛吐清水，大便稀溏。

丁香鸭

组成：丁香 5 克，肉桂 5 克，草豆蔻 5 克，鸭子 1 只（约 2000 克）。

用法：将鸭子宰杀洗净，去毛桩、内脏。丁香、肉桂、草豆蔻用清水 3500 毫升煎熬 2 次，每次 20 分钟，滗出汁，过滤得药汁约 3000 毫升。将药汁倒入砂锅，放入鸭子，加葱、姜，用文火煮至七成熟，捞出晾凉。在锅中放卤汁，将鸭子卤熟，捞出，卤汁中加冰糖 10 克及少许盐、味精，再放入鸭子，用文火边滚边浇卤汁，色红亮时捞出，抹麻油即成。鸭子切块装盘，佐餐食用，可常食。

功效：理气温中止痛。

主治：慢性胃炎，脾胃虚寒，胃脘冷痛，呕吐，反胃，食少腹泻。

干姜粥

组成：干姜、高良姜各 3 克，粳米 60 克。

用法：先水煎干姜、高良姜，去渣取汁，再入粳米同煮为粥，早晚各食 1 次。

功效：温中和胃，祛寒止痛。

主治：慢性胃炎，脾胃虚寒，脘腹冷痛，呕吐，呃逆，泛吐清水，肠鸣腹泻。

玫代二花枣

组成：玫瑰花、代代花 10 克，黑枣 60 克。

用法：将前两花研末、搅匀，黑枣去核，把花末装入其内，放瓷碗内盖好，隔水蒸熟。每日吃枣 2 次，每次 5~10 枚。

功效：理气化瘀止痛。

主治：慢性胃炎，胃溃疡，气滞血淤，胃脘疼痛，日久不愈，呈刺痛，部位固定，胁肋胀痛，食欲不振。

人参煨猪肚

组成：猪肚 1 个，人参 15 克，干姜 6 克，葱白 7 根，糯米 150 克。

用法：将猪肚洗净，人参研成碎末，干姜切碎，葱去须切段，糯米洗净，一起放入猪肚内，用线缝合。砂锅内加水，将猪肚放入锅内，先用武火烧沸，打去汤面上的浮沫，改用文火煮至极烂熟。空腹温食。

功效：温暖脾胃。

主治：慢性胃炎，脾胃虚寒，胃脘冷痛，喜按喜暖，泛吐清水，食欲不振，大便泻泄。

橘皮粥

组成：橘皮 10~20 克，粳米 30~60 克。

用法：将橘皮加水煎取药汁，去渣，加入粳米煮粥。或单以粳米加水煮粥，待快成时加入橘皮末 3 克，煮至粥成。空腹食用，每日 2 次。

功效：理气健脾，和胃止呕，化痰止咳。

主治：慢性胃炎，脾胃气滞，脘腹胀闷，食欲不振，消化不良，恶心呕吐，或咳嗽痰多。

洞庭汤

组成：陈皮、生姜各 120 克，白梅肉 30 克，甘草末 18 克，炒盐 15 克。

用法：将陈皮、生姜同腌一宿，晒干，加入甘草末、白梅肉、炒盐，和匀用开水泡食。每日 2 次，每次用药 5~10 克。

功效：理气降逆，养阴益胃。

主治：慢性胃炎，阴虚气滞，胃脘胀痛，有烧灼感，口干咽燥，大便偏干。

三、自疗胃下垂（一）

（一）病因病理

人体在站位时，胃的下缘达盆腔，胃小弯弧线最低点降到髂嵴连线以下者，称为胃下垂。本病多为体弱消瘦，而使胃肠韧带松弛、胃壁张力低下所致，中医认为是中气下陷、脾胃虚弱的结果。其临床表现为食后胃中饱胀、嗳气，有压迫感，倦怠无力，上腹痛等。

修炼长寿自疗功法自疗胃下垂，不但可使临床症状消失或显著改善，而且能使患者腹部不发达的肌肉得到锻炼，增强肌张力，使胃的位置明显提高或恢复正常。

（二）自疗功法

预备姿势：两脚分开，与肩同宽，脚尖朝前，平放地上，头正身直，百会朝天，挺胸收腹，沉肩垂肘，两膝微屈，膝盖与脚尖相齐，舌抵上腭，唇齿轻合，双目垂帘或轻闭（高血压者留视线），两掌自然下垂，掌心向内，十指向下，掌指微微分开（图1）。

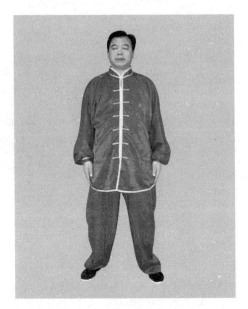

图1

意想：从头顶百会穴顺身体向下到两掌内劳宫穴，再顺全身向下到两脚涌泉穴，全身放松七遍。

松—松—松—松—松—松—松

再从头顶百会穴顺身体向下到两掌内劳宫穴，再顺全身向下到两脚涌泉穴，全身通七遍。

通—通—通—通—通—通—通

做到：全身放松，高度入静，物我两忘。

练功姿势：将两掌置于神阙穴（肚脐）两侧，两掌心向上，十指相对（图2）。

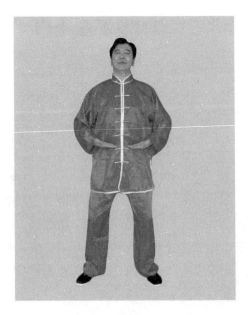

图2

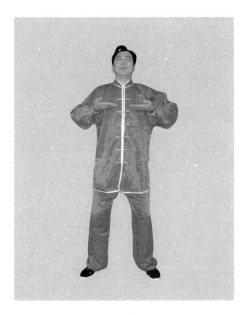

图 3

吸气时两掌同时向上运行到两乳中间的膻中穴两侧，与膻中穴平行，掌心向上，十指相对（图3）。

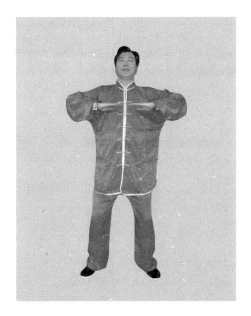

图 4

接着两掌同时翻掌，掌心向下，十指相对（图4）。

33

然后两掌同时向上运行到印堂穴前时，两掌心向前，十指相对（图 5）。

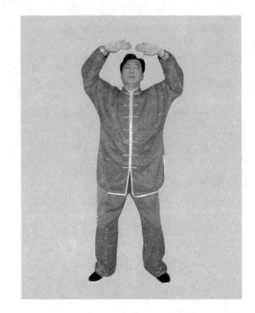

图 5

而后两掌同时向上运行到百会穴上前方时，掌心向上，十指相对（图 6）。

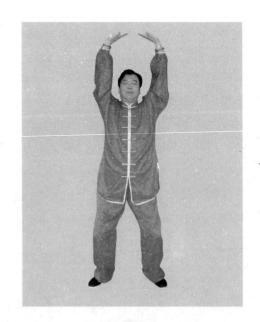

图 6

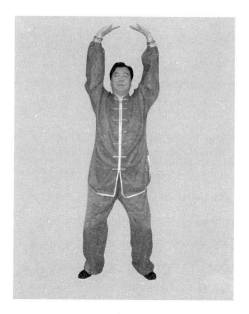

图7

接着两掌同时上举，上肢伸展，两掌运行到百会穴正上方时，掌心向上，十指相对，挺胸收腹，将气吸满（图7）。

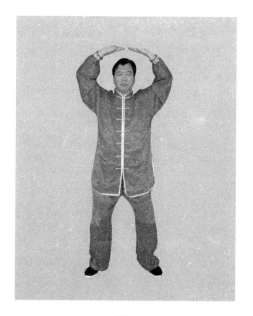

图8

呼气时两掌同时向下运行到百会穴时，掌心向上，十指相对（图8）。

接着两掌同时下落到印堂穴前翻掌，掌心向下，十指相对（图9）。

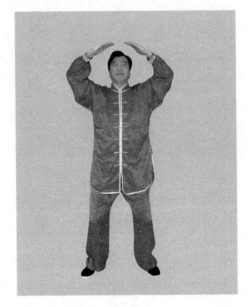

图 9

然后两掌同时向下运行到两乳中间的膻中穴正前方，两掌与膻中穴平行，上肢伸展，掌心向内，十指相对（图10）。

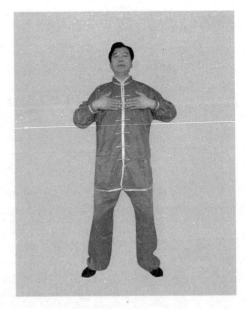

图 10

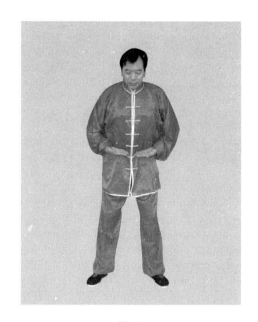

图 11

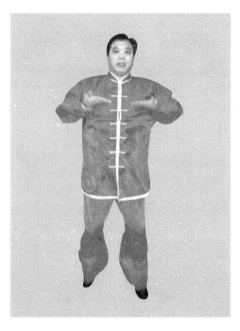

图 12

最后两掌同时收回到通五脏的神阙穴两侧，掌心向上，十指相对，含胸拔背，将气呼出（图 11）。循环做。

意念活动：吸气时意想两掌托起胃随两掌上升，日精月华之气经两掌和呼吸系统进入体内，全身放松，脾胃开放，真气在体内运行，经络通畅，摄入能量。

呼气时意想脾胃及全身的病浊之气随呼气、全身毛孔、汗液及涌泉穴排出体外入地，脾脏升清，胃部降浊，胃部的疼痛和炎症消失，五脏六腑的经气正常运行。

呼吸要求：鼻吸鼻呼，做到细、匀、深、长、缓。

手指颤动要求：保持十指在整个做功过程中的颤动。

练功时间要求：单练此功 21～45 分钟。

解功动作：抖身 49 次，抖起（图 12）。

落地（图 13）。

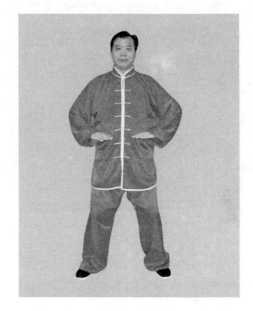

图 13

收功动作：搓手（图 14），搓热
为宜。

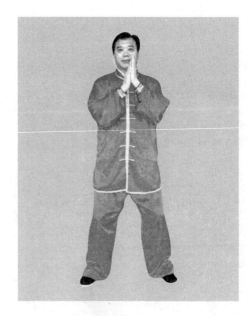

图 14

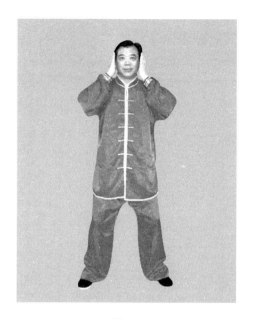

图 15

洗面（图 15），洗热为宜。

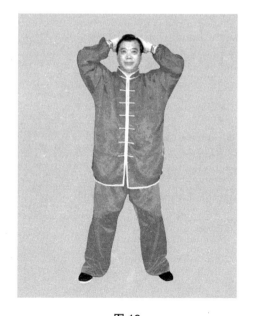

图 16

梳头（图 16），十指向后。

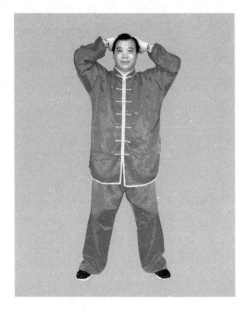

神归动作：双手合掌，十指向上，放于两乳中间的膻中穴（图17），口念"神归"24遍。

图 17

（三）选配功法

可以选择：第一步站功中第一节强肺调大肠，第二节调胃强脾，第六节强肝明目，第七节气通周身；第二步坐功中第一节肺安大肠通，第二节胃通脾自安，第七节阴阳得平衡；第三步卧功中第二节浴胃洗脾，第三节洗心浴小肠，第七节洗浴周身；第四步行功中第二节胃气行脾得一宁，第五节心包、三焦、胆囊得一行，第七节天人合一得长生。

亦可完整地修炼长寿功法第一步站功、第二步坐功、第三步卧功、第四步行功，还可以选择此四步功中任何一节修炼。专门修炼长寿自疗功法也行，最好能够完整地修炼效果更好。可以配合光盘（DVD）教学片准确练功。

（四）选配穴位

中脘穴、胃俞穴、脾俞穴、巨阙穴、膻中穴等。
穴位的位置：见长寿功法点穴按摩图、经络图。

（五）辨证施食

1. 肝郁脾虚
治则：疏肝理气，健脾和中。
选方：

山楂肉丁

鲜山楂 12 克，陈皮 9 克，枳壳 9 克，瘦猪肉 60 克，生姜 6 克，食盐适量。将瘦猪肉洗净、切丁，与余药共炒，至熟后食肉。

白术猪肚粥

白术 30 克，槟榔 10 克，猪肚 1 个，生姜 2 片，大米 30 克。将猪肚洗净、切片，与余药加水同煮取汁，后纳入大米，煮为稀粥，每日早、晚温热服食。取出猪肝调味服食，5 日为 1 疗程，停 3 日后再服。

牛肚橘枳汤

牛肚 500 克，橘皮 10 克，枳壳 9 克，茯苓 15 克，白术 9 克，生姜 3 片。

将洗净的牛肚切块，先加水煮，后将余药布包纳入其中，待煮至牛肚熟烂后去渣取肚，调味服食，食肚饮汤。

2. 脾胃湿热
治则：清热利湿。
选方：

马蹄茯苓饮

马蹄、红萝卜各 250 克，茯苓 15 克，生姜 2 片。先将马蹄洗净，加水炖煮，将熟后纳入诸药，至熟，调味后服食。

苡连猪肚丸

苡仁 15 克，黄连 6 克，生姜 2 片，猪肚 1 个。将猪肚洗净，余药纳入猪肚中用线扎紧，蒸烂，捣丸如梧桐子大，每日 2 次，每次 10 丸，米汤送服。

牡蛎萆薢猪肚

猪肚 1 个，牡蛎、萆薢各 15 克，车前仁、莲须、黄柏各 10 克，白术 5 克。将猪肚洗净，余药布包，先煮猪肚，后纳诸药，至熟烂后去药渣，调味服食。食肚饮汤。

41

3. 脾胃虚寒

治则：温中散寒，益气升提。

选方：

芪豆羊肚汤

黄芪 15 克，黑豆 50 克，羊肚 1 个。将羊肚洗净，黄芪布包，与黑豆同炖至羊肚熟后，去黄芪，将羊肚取出切片，再放入汤中加食盐略煮，即可调味服食。每日 1 剂，分 2 次服食，连食 5~7 日。

砂仁猪肚汤

砂仁 3 克，猪肚 1 个，炒枳壳 12 克，黄芪 15 克。将猪肚洗净，余药布包，加水同炖至猪肚熟后，去药渣，猪肚切片，调味服食，并饮汤。

蒸桂肚

肉桂 9 克，生姜 6 克，猪肚 250 克。将猪肚洗净、切丝，生姜切碎，与肉桂同放碗中，略加胡椒、葱、盐等，隔水蒸熟后服食，分 2 次食完。连食 3~5 次。

山楂汤

山楂 10~15 克熬汤，一日分 3 次服用。山楂不仅含有丰富的维生素与叶红素（即胡萝卜素），还具有良好的助消化作用，为滋补肠胃的良药。特别是针对过多食用鲜鱼引起的胸口痛与胃下垂，饮用山楂汤可收到良好的效果。

启根丸

制附片 50 克，肉桂 40 克，红参 15 克，黄芪 60 克，白术 40 克，升麻 30 克，柴胡 35 克，枳壳 40 克，枸杞 50 克，山萸肉 50 克，芍药 60 克。将以上诸药研极细末，用好白蜜 550 克炼后，共捣匀和成丸，每丸约 10 克，一日 2 次，1 次 1 丸，空腹服。

（六）膳食宜忌

本病患者的饮食宜忌当根据具体证型而定，虚寒型患者当以温中散寒的食物为主，忌食生冷瓜果；湿热型患者当以清热利湿的食物为主，忌食辛辣之品。

（七）选配食疗

黄芪膏

组成：黄芪 500 克，炼蜜适量。

用法：黄芪加水煎煮两次，去渣取汁浓缩，入炼蜜收膏。每次服 15～20 克，每日 2 次。

功效：健脾益气举陷。

主治：胃下垂，脾气下陷，脘腹坠胀疼痛，食后更甚，缺气乏力，头晕，便溏。

举胃猪肚散

组成：猪肚 1 个，白术 200 克，升麻 100 克，石榴皮 30 克。

用法：猪肚洗净，三味药用清水洗净、浸透，装入猪肚内，两端扎紧，放入大砂锅内，加水浸没，慢火煨至猪肚透烂，捞出，取出药物晒干研末，猪肚切丝。药末以米汤或温开水送服，每次 5～10 克，每日 3 次，肚丝佐餐适量食之。

功效：健脾益胃，升举中气。

主治：胃下垂，脾胃气虚下陷，脘腹坠胀，食后尤甚，头晕乏力，饮食不香，大便不实。

补气利水鸭

组成：公鸭 1 只（约 2000 克），生黄芪、茯苓各 30 克，柴胡 15 克，荷叶 10 克。

用法：将鸭子去毛及内脏，冲洗干净，再将余药捣粗末，用纱布包好，填入鸭腹内，共入锅内，文火煮炖至鸭肉熟烂，调味，空腹喝汤吃肉，经常食用。

功效：补气举陷，降浊利水。

主治：胃下垂，脾气下陷，胃脘坠胀隐痛，食饮不振，大便溏泻，小便不利。

四、自疗胃下垂（二）

（一）病因病理

同前，此处不再赘述。

（二）自疗功法

1. 站功（1）

预备姿势：两脚分开，与肩同宽，平放地上，脚尖朝前，头正身直，百会朝天，挺胸收腹，沉肩垂肘，十指向下，舌抵上腭，唇齿轻合，双目垂帘（图1），全身放松入静7分钟。

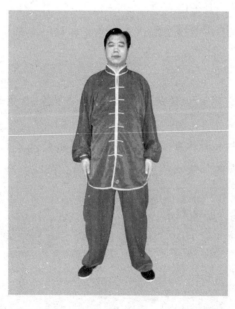

图 1

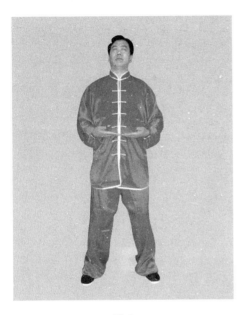

图 2

练功姿势： 两掌置于神阙穴（肚脐）前方，掌心向上，十指相对（图 2）。

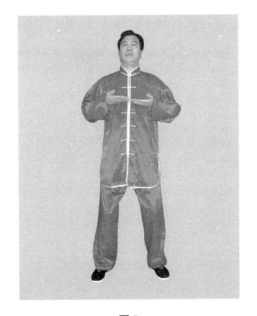

图 3

吸气时两掌缓慢抬起到两乳中间的膻中穴，掌心向上，十指相对（图 3）。

然后翻掌，掌心向下，十指相对
（图4）。

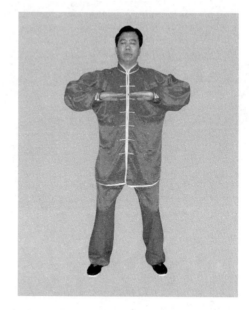

图 4

翻掌后徐徐上抬到印堂穴前方，
掌心向下，十指相对（图5）。

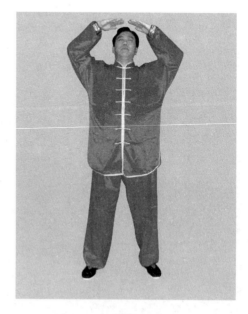

图 5

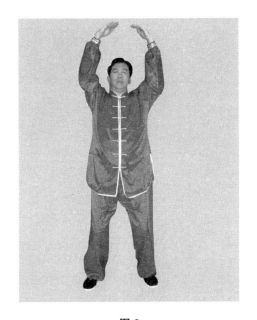

图 6

接着两掌上举到百会穴，掌心向上，十指相对（图6）。

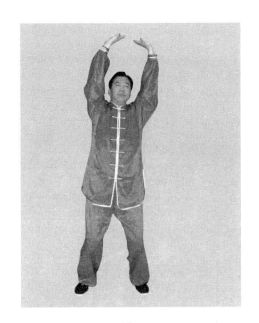

图 7

而后两掌上举，伸展上肢，掌心向上，十指相对，挺胸收腹，将气吸满（图7）。

呼气时两掌缓慢下落到百会穴，掌心向上，十指相对（图8）。

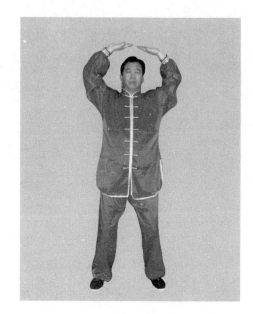

图 8

然后两掌下落经印堂穴处翻掌，掌心向下，十指相对（图9）。

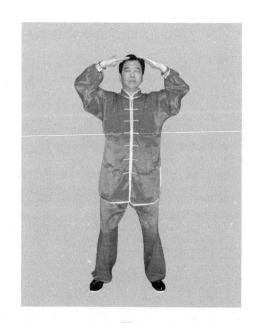

图 9

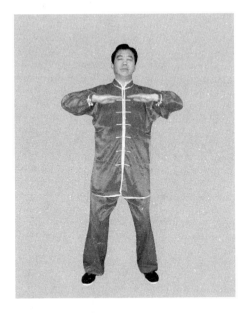

图 10

接着两掌缓慢向前下方下落到膻中穴正前方，上肢伸展，掌心向内，十指相对（图10）。

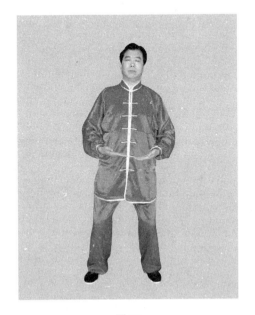

图 11

最后将两掌收回到神阙穴（肚脐），掌心向上，十指相对（图11）。循环做。

意念活动：吸气时意想两掌托起胃部，随着两手和吸气向上移动，脾脏升清。

呼气时意想胃部放松，胃部的病浊之气随呼气从全身毛孔随汗液排出体外。

呼吸要求：鼻吸鼻呼，做到细、匀、深、长、缓。

手指颤动要求：在做功的整个过程中，始终保持颤动双手的十指，并感受两掌和十指的外气。

练功时间要求：每天早晚各练一次，单练此功练功时间为 20～30 分钟，配合长寿功系列功法练，练功时间不低于 10 分钟。

解功动作：抖身 49 次，抖起（图 12）。

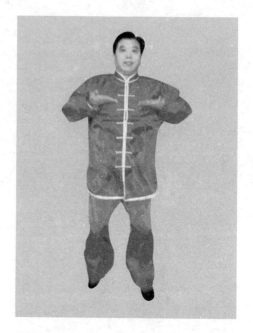

图 12

落地（图 13）。

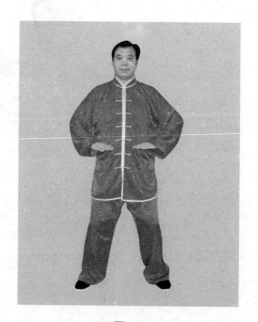

图 13

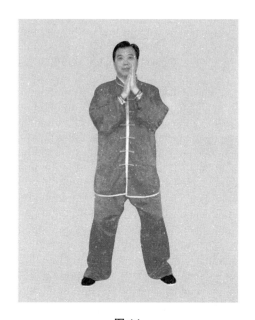

图 14

收功动作：搓手（图 14），搓热为宜。

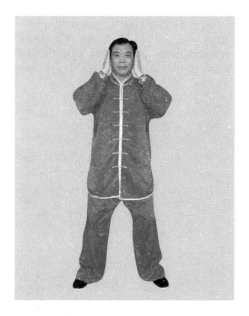

图 15

洗面（图 15），洗热为宜。

梳头（图16），十指向后。

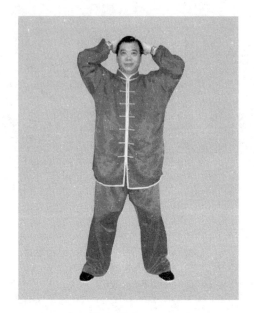

图 16

神归动作： 双手合掌，十指向上，放于两乳中间的膻中穴（图17），口念"神归"24遍。

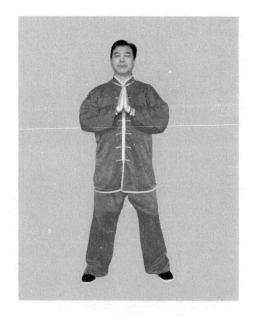

图 17

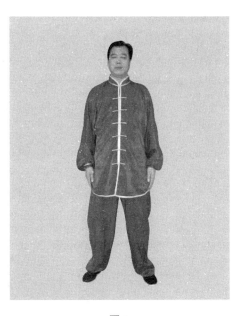

图1

2. 站功（2）

预备姿势：两脚分开，与肩同宽，平放地上，脚尖朝前，头正身直，百会朝天，挺胸收腹，沉肩垂肘，十指向下，舌抵上腭，唇齿轻合，双目垂帘（图1），全身放松入静7分钟。

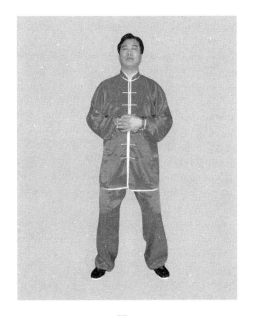

图2

练功姿势：两掌放于胃部，右掌内劳宫穴对住胃中，掌指向左，左掌内劳宫穴对住右掌的外劳宫穴，掌指向右（图2）。

吸气时两掌缓慢地顺身体上抬到
两乳中间的膻中穴，右掌指向左，左
掌指向右，掌心对住膻中穴（图3）。

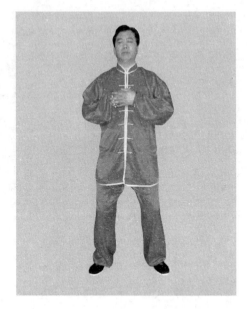

图 3

然后两掌分开，左掌向左拉，右
掌向右拉，两掌宽不过肩，十指相
对，胸部挺足，腹部收紧，将气吸满
（图4）。

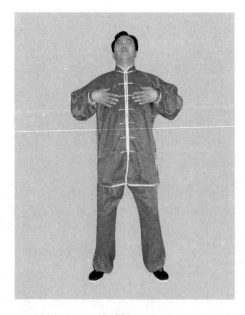

图 4

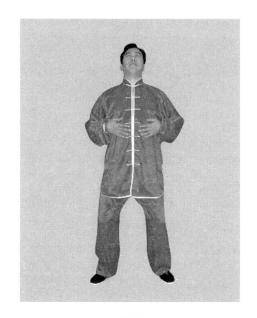

图 5

呼气时两掌缓慢下落经胃部两侧，掌心向内，十指相对（图 5）。

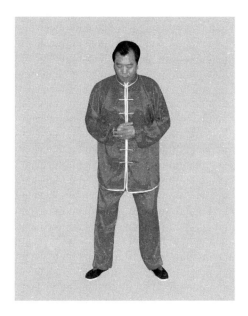

图 6

最后将两掌收回到胃的中部，右掌内劳宫穴对住胃中，左掌内劳宫穴对住右掌的外劳宫穴，右掌指向左，左掌指向右（图 6）。循环做。

　　意念活动：吸气时意想胃随两掌上升，胃移动，脾脏升清，胃饱满。

　　呼气时意想胃部的病浊之气随呼气从全身毛孔随汗液排出体外。

　　呼吸要求：鼻吸鼻呼，做到细、匀、深、长、缓。

　　手指颤动要求：在练功过程中始终保持双手十指的颤动，并感受两掌和十指的外气。

　　练功时间要求：每天早晚各练一次，单练此功时，练功时间为 20～30 分钟；配合长寿功系列功法练习时，练功时间应不少于 10 分钟。

　　解功动作：抖身 49 次，抖起（图 7）。

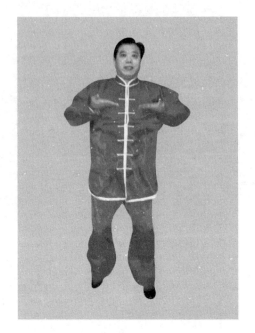

图 7

　　落地（图 8）。

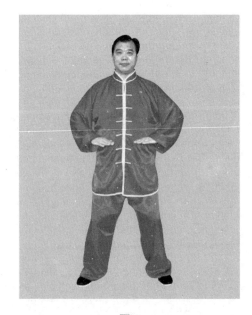

图 8

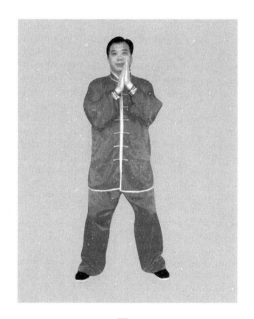

图 9

收功动作：搓手（图 9），搓热为宜。

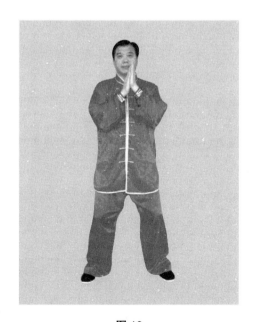

图 10

洗面（图 10），洗热为宜。

梳头（图11），十指向后。

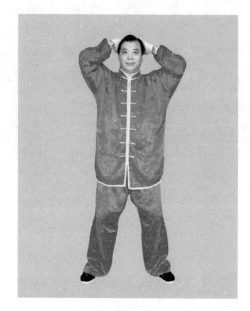

图 11

神归动作： 双手合掌，十指向
上，放于两乳中间的膻中穴（图
12)，口念"神归"24 遍。

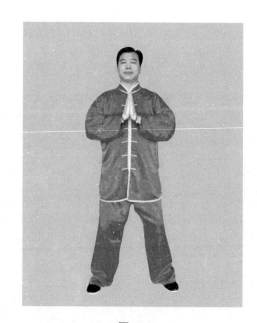

图 12

3. 站功（3）

预备姿势：两脚分开，与肩同宽，平放地上，脚尖朝前，头正身直，百会朝天，挺胸收腹，沉肩垂肘，十指向下，舌抵上腭，唇齿轻合，双目垂帘（图1），全身放松入静7分钟。

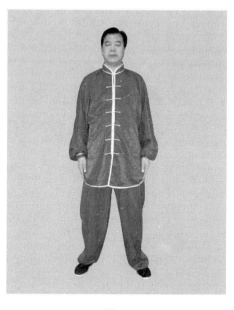

图1

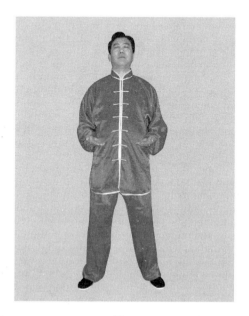

练功姿势：两掌置于腰部两侧，与神阙穴平行，掌心向上，十指朝前（图2）。

图2

吸气时两掌徐徐抬起与膻中穴平行，掌心向上，十指朝前（图3）。挺胸收腹，将气吸满，身和头微微向后仰。

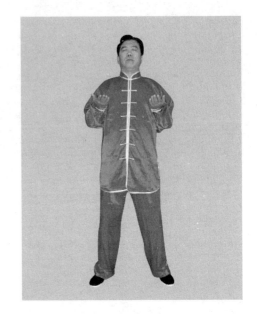

图 3

呼气时两掌翻掌，掌心对两乳，十指相对（图4）。

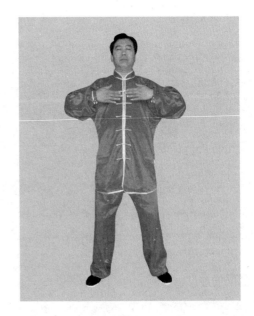

图 4

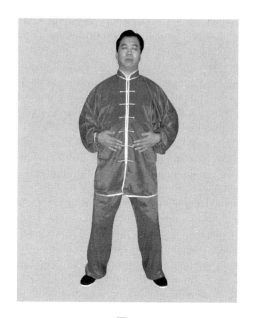

图 5

然后两掌徐徐下落经神阙穴处，掌心向内，十指相对（图 5）。

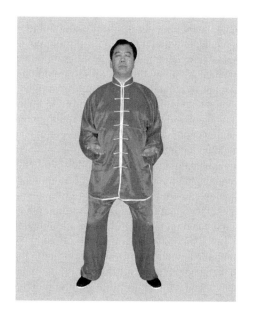

图 6

最后两掌向身体两侧分开，到腰两侧，两掌与神阙穴平行，掌心向上，十指向前，腹部、胸部放松（图 6）。循环做。

意念活动：吸气时意想自己的胃随吸气和两掌向上移动，脏生清气。

呼气时意想全身放松，胃部的病浊之气随呼气从全身毛孔随汗液排出体外。

呼吸要求：鼻吸鼻呼，做到细、匀、深、长、缓。

手指颤动要求：在练功过程中始终保持双手十指的颤动，并感受两掌和十指的外气。

练功时间要求：每天早晚各练一次，单练此功时，练功时间为 20~30 分钟；配合长寿系列功法和其他自疗功法练习时，练功时间应不少于 10 分钟。

解功动作：抖身 49 次，抖起（图 7）。

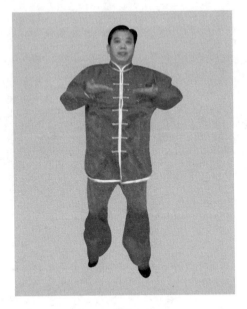

图 7

落地（图 8）。

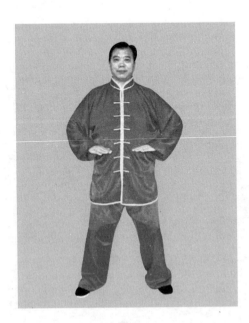

图 8

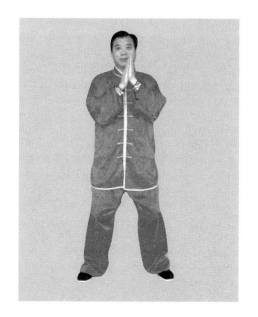

图 9

收功动作： 搓手（图 9），搓热
为宜。

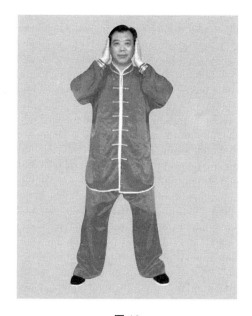

图 10

洗面（图 10），洗热为宜。

63

梳头（图11），十指向后。

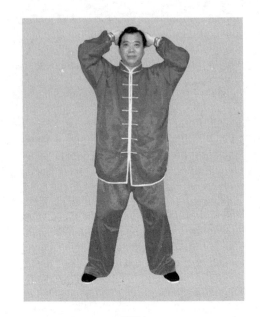

图 11

神归动作：双手合掌，十指向上，放于两乳中间的膻中穴（图12），口念"神归"24遍。

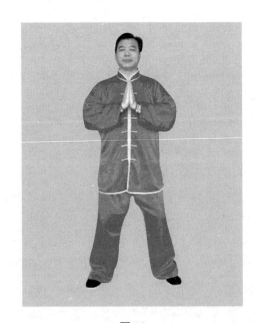

图 12

（三）选配功法

可以选择：第一步站功中第二节调胃强脾，第六节强肝明目，第七节气通周身；第二步坐功中第二节胃通脾自安，第六节肝安目自慧，第七节阴阳得平衡；第三步卧功中第二节浴胃洗脾，第六节洗肝浴目，第七节洗浴周身；第四步行功中第一节肺行大肠得一清，第二节胃气行脾得一宁，第七节天人合一得长生。

亦可完整地修炼长寿功法第一步站功、第二步坐功、第三步卧功、第四步行功。还可以选择此四步功中任何一节修炼。专门修炼长寿自疗功法也行，最好能够完整地修炼效果更好。可以配合光盘（DVD）教学片准确练功。

（四）选配穴位

中脘穴、胃俞穴、脾俞穴、巨阙穴、膻中穴等。
穴位的位置：见长寿功法点穴按摩图、经络图。

五、自疗上消化道出血

（一）病因病理

上消化道出血可表现为呕血、黑便或便血，属中医"吐血"、"便血"等范畴，多由于胃热肝火气虚所致。治疗时应结合证候的虚实及病情轻重而辨证练功施治，掌握好治火、治气、治血这样三个原则。小量出血或大量出血经紧急处理控制后，要辨证选练长寿功法系列功法，或单练针对此病有良好功用的自疗功法。

（二）自疗功法

预备姿势、两脚分开，与肩同宽，脚尖朝前，平放地上，头正身直，百会朝天，挺胸收腹，沉肩垂肘，两膝微屈，膝盖与脚尖相齐，舌抵上腭，唇齿轻合，双目垂帘或轻闭（高血压者留视线），两掌自然下垂，掌心向内，十指向下，掌指微微分开（图1）。

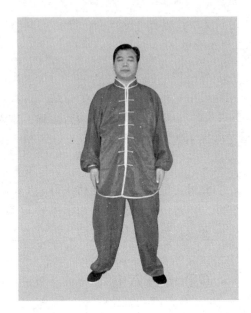

图1

意想： 从头顶百会穴顺身体向下到两掌内劳宫穴，再顺全身向下到两脚涌泉穴，全身放松七遍。

松—松—松—松—松—松—松

再从头顶百会穴顺身体向下到两掌内劳宫穴，再顺全身向下到两脚涌泉穴，全身通七遍。

通—通—通—通—通—通—通

做到： 全身放松，高度入静，物我两忘。

练功姿势： 将左掌内劳宫穴对住胃部，距离7厘米，掌指向下（图2）。

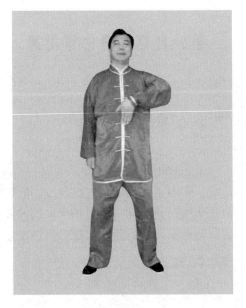

图2

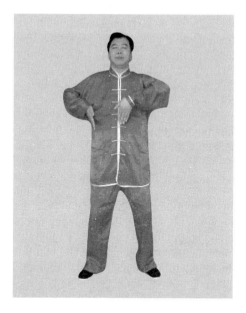

图 3

再将右掌内劳宫穴对住肝脏外侧，距离 7 厘米，掌指向下（图 3）。

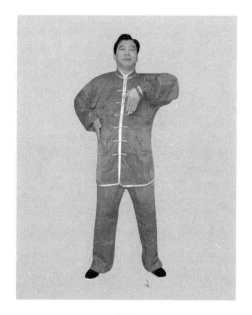

图 4

吸气时两掌同时向上运行，左掌运行到两乳中间膻中穴正前时，内劳宫穴对住膻中穴，距离 7 厘米，掌指向下（图 4）。

　　右掌运行到内劳宫穴与膻中穴平
行，掌心向内，掌指向下，挺胸收
腹，将气吸满（图5）。

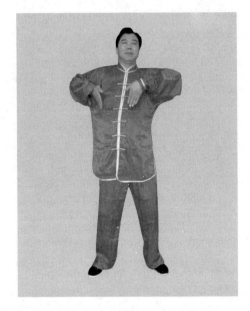

图 5

　　呼气时两掌同时向下运行，左掌
内劳宫穴对住胃，距离 7 厘米，掌指
向下，右掌内劳宫穴对住肝脏，掌指
向下（图6）。

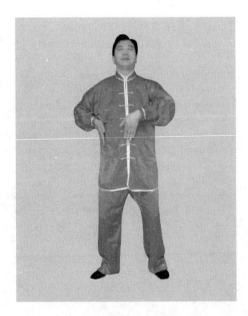

图 6

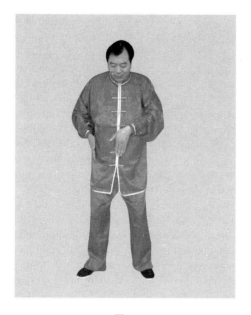

图 7

然后两掌同时再向下运行到左掌内劳宫穴对住再生之根、补虚还阳之宝的神阙穴，距离 7 厘米，右掌内劳宫穴与神阙穴平行，掌心向内，掌指向下，含胸拔背，将气呼出（图 7）。循环做。

意念活动：吸气时意想月华之气随呼吸系统及两掌进入体内，全身放松，肝胃开放。

呼气时意想全身病浊之气随呼气、全身毛孔、汗液及涌泉穴排出体外入地，出血得止，脾胃健运，经络疏通，气血通畅。

呼吸要求：鼻吸鼻呼，做到细、匀、深、长、缓。

手指颤动要求：要保持十指在整个做功过程中的颤动。

练功时间要求：单练此功 24～49 分钟。

解功动作：抖身 49 次，抖起（图 8）。

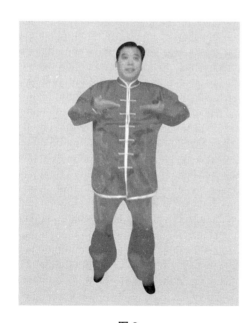

图 8

落地（图9）。

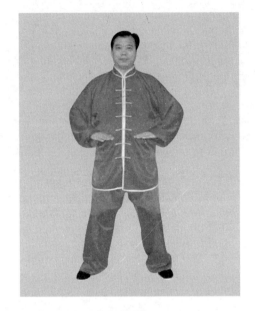

图9

收功动作：搓手（图10），搓热
为宜。

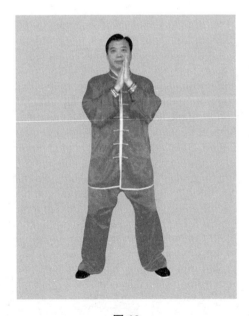

图10

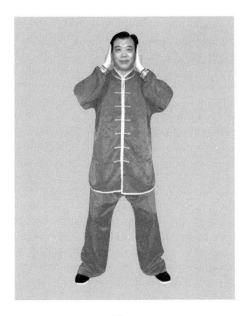

图 11

洗面（图 11），洗热为宜。

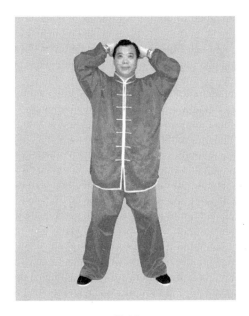

图 12

梳头（图 12），十指向后。

神归动作：双手合掌，十指向上，放于两乳中间的膻中穴（图13），口念"神归"24遍。

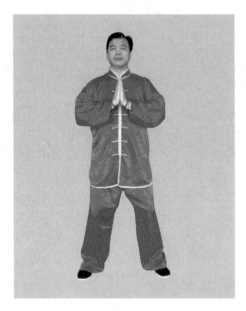

图 13

（三）选配功法

可以选择：第一步站功中第二节调胃强脾，第五节调心包、三焦、利胆，第七节气通周身；第二步坐功中第二节胃通脾自安，第六节肝安目自慧，第七节阴阳得平衡；第三步卧功中第二节浴胃洗脾，第五节浴心包、三焦、胆囊，第七节洗浴周身；第四步行功中第一节肺行大肠得一清，第二节胃气行脾得一宁，第七节天人合一得长生。

亦可完整地修炼长寿功法第一步站功、第二步坐功、第三步卧功、第四步行功，还可以选择此四步功中任何一节修炼。专门修炼长寿自疗功法也行，最好能够完整地修炼效果更好。也可配合光盘（DVD）教学片准确练功。

（四）选配穴位

胃俞穴、肝俞穴、胆俞穴、脾俞穴、中脘穴、足三里穴、涌泉穴等。

穴位的位置：见长寿功法点穴按摩图、经络图。

（五）辨证施食

1. 胃热壅盛

症状：脘腹胀闷，甚则作痛，吐血色红或紫暗，常夹有食物残渣，口臭，便秘或大便色黑，舌红，苔黄腻，脉滑数。

治则：清胃泻火，化淤止血。

选方：

莲藕方

鲜莲藕 2 节，蜂蜜适量。将莲藕洗净，先把藕节切开一头，用蜂蜜把藕眼灌满，再用切下的藕节盖住，用竹签固定，蒸熟，一次缓缓嚼细吞服。另取藕 1 节，切碎，加适量水，煎汤服用。

槐叶茶

嫩槐叶 15 克（鲜品 30 克）。开水焯熟、晒干，用开水浸泡，代茶饮。

荸荠红枣饮

荸荠、红枣各 200 克，加水煮熟后随即服用。或荸荠 500 克，豆浆 200 毫升，将荸荠捣烂取汁冲豆浆，一次服完，每日 1 剂。

地榆槐花炖猪心

地榆 30 克，槐花 20 克，猪心 1 个。将上药切碎加水适量，煮至猪心熟，入少许调料，吃猪心喝汤，分 2 次吃，每日 1 剂，连服 5 日。

鲜藕汁

鲜藕 500 克，洗净剁碎，以洁净纱布绞取液汁，一日内分数次服完。

茅根小蓟饮

鲜白茅根、鲜小蓟各 30~60 克，洗净绞取汁，一日内分 2 次饮服。

黄花鲜藕茅根饮

黄花、鲜藕（切片）各 60 克，白茅根 30 克，共煎汤服。

三七三汁奶

鲜白茅根、鲜藕、鲜小蓟各 30 克，洗净绞取汁，与牛奶 100 毫升混合，加入三七末 3 克，饮服。

2. 肝火犯胃

症状：吐血色红或紫暗，口苦胁痛，心烦易怒，寐少梦多，便秘或黑便，舌质红绛，脉弦数。

治则：泻肝清胃，凉血止血。

选方：

鸭血方

鸭血 1 杯，红糖适量，混合即服。

莲心鸡蛋饮

莲心 50 个，糯米 50 粒，鸡蛋 1 个。莲心与糯米共研细末，与新鲜鸡蛋同搅匀吞服。连用 2~3 次。

韭菜汁

韭菜 1 把，捣汁，用米汤 1 杯送服，1 日 2 次。

荠菜方

荠菜适量，生食、熟食皆可。

茅根鲜藕栀子仁粥

白茅根 30 克，鲜藕片 60 克，粳米 100 克，栀子仁末 60 克。将白茅根水煎滤汁去渣，加入鲜藕片、粳米同煎为粥，待粥熟时调入栀子仁末，稍煮即可食用。1 日分 2 次服食。

鹅血方

鲜鹅血 1 杯，立即饮服。

3. 气虚血溢

症状：吐血缠绵不止，时轻时重，血色暗淡，神疲乏力，心悸气短，面色苍白，舌质淡，脉细弱。

治则：健脾益气，摄血。

选方：

归芨参炖鸡脚

当归 15 克，白芨 15 克，党参 15 克，鸡脚 1 对。共煮至熟透，入少许调料，吃鸡脚喝汤，每日 2 次，连服 5 日。

芫荽炖大肠

猪大肠 500 克，芫荽（香菜）100 克，葱、姜、盐、白糖、黄酒、酱油、生粉、植物油各适量。将猪大肠洗净装入芫荽，扎紧肠两端，煮至七成熟，除去芫荽，大肠切成小片，加入上述调料炒，每日1次，连服3~5日。

茄子散

连蒂茄子2个。烧焦研成细末，每服6克，黄酒冲服，每日1次，服3~5次见效。

木瓜粉

木瓜粉10克，蜂蜜10克。上药为一次量，先用温开水将蜂蜜溶化，再加入木瓜粉冲服。早晚各1次，10天为一疗程。

山药莲粥调白芨

莲子30克（去皮心），山药30克，粳米100克。将莲子、山药、粳米同入砂锅中，加水适量，共煮成粥，1日内分2次服，食时每次调服白芨粉3克。

龙眼莲子饮

莲子20克，龙眼肉20克。加水煎，稍加红糖调味饮服，1日2次。

参芪三七炖母鸡

嫩母鸡1只，黄芪15克，党参15克，白术9克，三七6克，陈皮6克。将鸡宰后去毛及内脏、洗净，将上药用纱布袋包好，放入鸡腹腔内，然后将鸡放入砂锅内，加水适量，调入适量葱、姜、食盐，用文火炖至鸡烂熟，取出药袋，食肉饮汤。

党参大枣陈皮饮

党参15~20克，大枣10枚，陈皮3克。上方煎汤代茶饮之，每天1次，连服5~7天。本方有益气养血、补虚健体之功。

（六）膳食宜忌

吐血量多时应禁食。血渐止后可进食流质、半流质食物，如牛奶、藕粉、鸡蛋汤、稀粥、烂面条等。平素饮食宜清淡，宜吃白菜、芥菜、茄子、黄瓜、丝瓜、荸荠、甘蔗、鲜藕等。气虚出血者，宜加健脾益气、养胃补肾之品，如动物肝脏、蛋类、鸡、腰子、排骨山药汤、豆浆、牛奶等。宜少吃多餐，忌生硬、生冷、辛辣、温热食品和烟酒。

六、自疗急性胃肠炎

(一) 病因病理

急性胃肠炎是胃肠黏膜的急性疾病，病程较短，夏秋季多发。本病主要是由于暴饮暴食，吃了被细菌、毒素污染的食物或刺激性强的食物所引起。其临床表现多数在进食后数小时至十几小时内突然起病，表现为腹痛、腹泻、呕吐或伴有不同程度的发热、恶寒、软弱无力、头昏、口苦等症状。以腹痛、呕吐为主者，称急性胃炎；以脐周围或下腹痛及腹泻为主者，称急性肠炎；二者兼有者，则称为急性胃肠炎。吐泻严重者，可引起脱水、休克和酸中毒等；脱水严重者，可出现口干、尿少、皮肤松弛、眼球凹陷、四肢发冷、血压下降等。此时应去除病因，卧床休息，大量饮水，给予流质饮食。

急性胃肠炎属于中医学的"呕吐"、"泄泻"等范畴，临床上常分为湿热、寒湿、虚寒三种证型。在修炼长寿功法系列功法时要辨证选练或单练针对本病有效的自疗功法。

(二) 自疗功法

预备姿势：两脚分开，与肩同宽，脚尖朝前，平放地上，头正身直，百会朝天，挺胸收腹，沉肩垂肘，两膝微屈，膝盖与脚尖相齐，舌抵上腭，唇齿轻合，双目垂帘或轻闭（高血压者留视线），两掌自然下垂，掌心向内，十指向下，掌指微微分开（图1）。

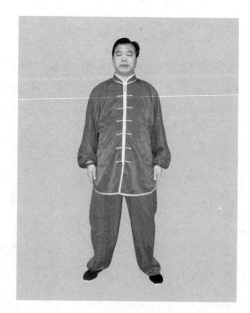

图1

意想：从头顶百会穴顺身体向下到两掌内劳宫穴，再顺全身向下到两脚涌泉穴，全身放松七遍。

松—松—松—松—松—松—松

再从头顶百会穴顺身体向下到两掌内劳宫穴，再顺全身向下到两脚涌泉穴，全身通七遍。

通—通—通—通—通—通—通

做到：全身放松，高度入静，物我两忘。

练功姿势：将右掌的内劳宫穴对压住神阙穴（肚脐），掌指向左（图2）。

再将左掌的内劳宫穴对压住右掌的外劳宫穴，掌指向右（图3）。

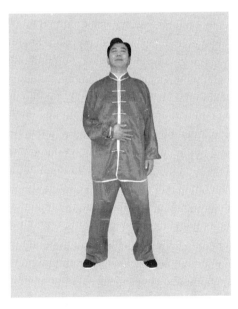

图 2

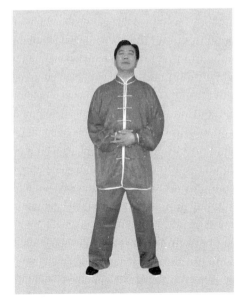

图 3

　　吸气时两掌同时向左运行至神阙穴左侧，左掌指向右，右掌指向左（图4）。

　　接着两掌同时从小腹部沿大肠向右上方运行到胃的中部时，右掌内劳宫穴对压住胃中部，掌指向左，左掌内劳宫穴对压住右掌的外劳宫穴，掌指向右（图5）。

　　然后两掌同时向右下方经大肠运行到神阙穴右侧，左掌指向右，右掌指向左（图6）。

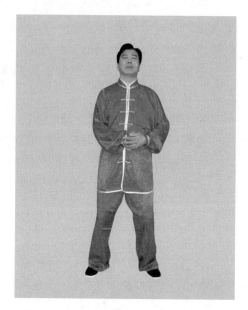

图4

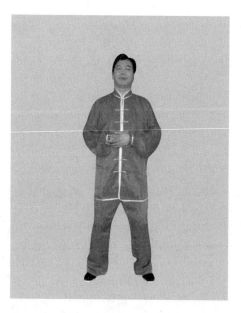

图5

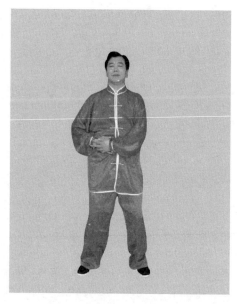

图6

而后两掌同时向左运行到通五脏的神阙穴，右掌内劳宫穴按压神阙穴，掌指向左，左掌内劳宫穴对压右掌的外劳宫穴，掌指向右，挺胸收腹，将气吸满（图7）。

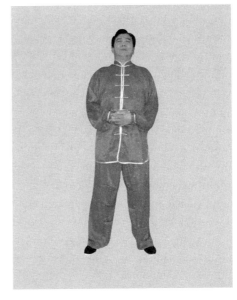

图 7

呼气时两掌同时向右方运行到神阙穴右侧，左掌指向右，右掌指向左（图8）。

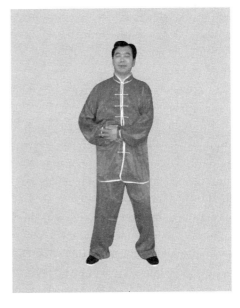

图 8

79

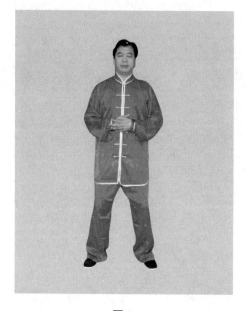

图 9

接着两掌同时向左上方沿小肠经大肠运行到胃部中间，右掌内劳宫穴按压胃部，掌指向左，左掌内劳宫穴对压右掌的外劳宫穴，掌指向右（图 9）。

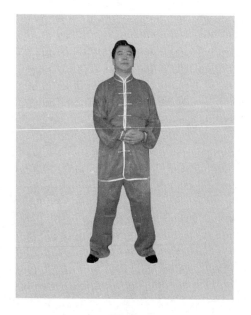

图 10

然后两掌同时向左下方沿大肠运行到神阙穴左侧，右掌指向左，左掌指向右（图 10）。

最后两掌同时向右运行到神气之穴的神阙穴，右掌的内劳宫穴对压住神阙穴，掌指向左，左掌的内劳宫穴对压住右掌的外劳宫穴，掌指向右，含胸拔背，将气呼出（图11）。循环做。

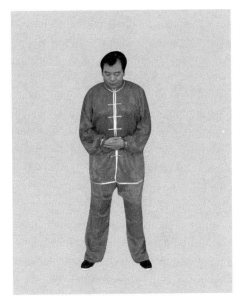

图11

意念活动： 吸气时意想金黄色的太阳在体内随两掌在运行，日精之气经两掌和呼吸系统进入体内，全身放松，肠胃开放，真气在体内运行。

呼气时意想金黄色的太阳随两掌上下、左右运行，胃肠疼痛及炎症消失，胃肠及全身的病浊之气经呼气从全身毛孔随汗液排出体外。

呼吸要求： 鼻吸鼻呼，做到细、匀、深、长、缓。

手指颤动要求： 保持十指在整个做功过程中的颤动。

练功时间要求： 单练此功 24～37 分钟。

解功动作： 抖身 49 次，抖起（图12）。

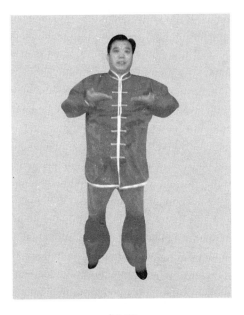

图12

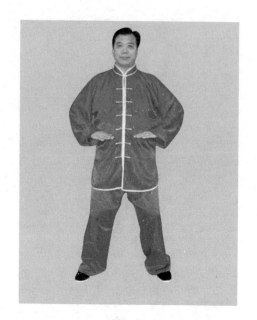

图 13

落地（图 13）。

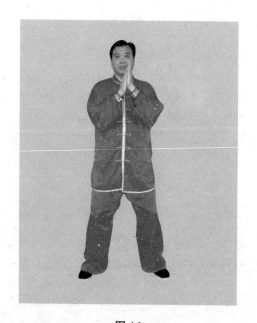

图 14

收功动作: 搓手（图 14），搓热为宜。

洗面（图15），洗热为宜。

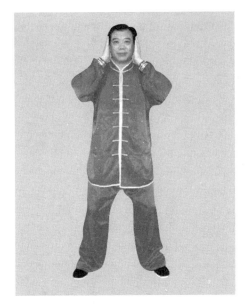

图 15

梳头（图16），十指向后。

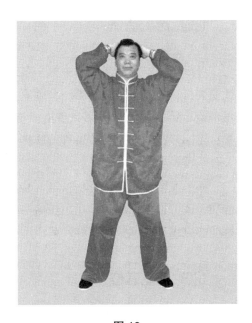

图 16

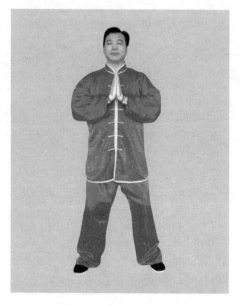

图 17

神归动作：双手合掌，十指向上，放于两乳中间的膻中穴(图 17)，口念"神归"24 遍。

（三）选配功法

可以选择：第一步站功中第一节强肺调大肠，第三节强心通小肠，第七节气通周身；第二步坐功中第一节肺安大肠通，第二节胃通脾自安，第七节阴阳得平衡；第三步卧功中第二节浴胃洗脾，第三节洗心浴小肠，第七节洗浴周身；第四步行功中第二节胃气行脾得一宁，第三节心行小肠得一定，第七节天人合一得长生。

亦可完整地修炼长寿功法第一步站功、第二步坐功、第三步卧功、第四步行功，还可以选择此四步功中任何一节修炼。专门修炼长寿自疗功法也行，最好能够完整地修炼效果更好。可以配合光盘（DVD）教学片准确练功。

（四）选配穴位

百会穴、大肠俞、小肠俞、中脘穴、神阙穴、膻中穴、脾俞穴、胃俞穴、

84

足三里穴、涌泉穴。

穴位的位置：见长寿功法点穴按摩图、经络图。

（五）辨证施食

1. 湿热型

症状：起病急骤，吐泻较频，吐物酸腐，大便呈黄色水样，味臭，便时暴注下迫，肛门灼热，口渴心烦，腹部绞痛，尿短赤，舌质红，苔黄腻，脉弦数。

治则：清利湿热。

选方：

山药苡仁柿饼糊

生山药 60 克，生苡仁 60 克，柿饼 20 克，扁豆 15 克。先把苡仁煮至烂熟，后将山药捣碎，柿饼、扁豆切成小块，同煮成糊粥，1 日分 2 次食用。

蒜泥汤

紫皮蒜 1~2 只，捣成蒜泥，用米汤调匀，1 次顿服，卧床休息即见效。

鲜藕汁

新鲜嫩藕 1000~1500 克。将藕洗净，开水烫后捣烂取汁，用开水冲服。1日内分 2 次服完，连服数剂。或用去节鲜藕 500 克，生姜 50 克，洗净剁碎，用洁净纱布绞取汁液，用开水冲服，1 天内分 2~3 次服完，连服 2~3 天。

2. 湿寒型

症状：暴起呕吐下痢，初起便为稀粪，继则泻水样便，不甚臭，腹痛肠鸣，身重体倦，四肢不温，头晕纳呆，尿少，舌淡，苔白薄，脉濡缓。

治则：散寒燥湿。

选方：

玉米黄柏散

玉米（包谷）心 75 克，黄柏 6 克，干姜 6 克。共研细末，每天服 3 次，温开水送服。

橄榄散

橄榄核 15 克。烧炭存性，研成细末，用开水送服，每天 1~2 次，连服

3~5 天。

二姜粥

干姜 1~3 克，高良姜 3 克，粳米 60 克。先煎干姜、高良姜，取汁去渣，再入粳米，同煮为粥服食，早晚各 1 剂。

防藿葱蔻粥

防风 10 克，藿香 5 克，葱白 3 根，白豆蔻 3 克，粳米 100 克。洗净上药共煎 10 分钟，取汁去渣。另用粳米煮粥，待粥将熟时，加入药汁，煮成稀粥，趁热服食，以微汗出为佳。

3. 虚寒型

症状：吐泻频繁不止，腹痛，面色苍白，汗出肢冷，口不渴，常伴有小腿抽筋，小便清，舌质淡，苔白，脉微细或沉迟等。

治则：温中散寒。

选方：

人参石榴皮饮

人参 5~10 克，石榴皮 20 克。水煎服。

石榴皮膏

鲜石榴皮 1000 克（干品 500 克），蜜糖 300 克。石榴皮洗净切碎，加水适量煎煮，每 30 分钟取煎液 1 次，加水再煎，共取煎液 2 次。合并煎液再以小火煎熬浓缩，至黏稠时，加蜜糖煮沸停火，待冷装瓶备用。每次 1 汤匙，每天 2 次，以沸水冲化饮用，连服数天。

龙眼散

龙眼（桂圆）核适量。炒干并研细末，每次 15 克，开水冲服，每天 3 次，连服 3~5 天。

党参黄米茶

党参 15~30 克，炒米（大米炒至黄色）约 30 克。加水 4 碗煎至 1 碗半，代茶饮。隔天 1 次。

（六）膳食宜忌

宜食清淡、稀软、易吸收、少渣少油的食物，如藕粉、稀饭、面条、蒸鸡蛋、蔬菜汤等，以及健脾补益之品，如籼米、糯米、山药、扁豆、饴糖、动物肝脏、蛋类等。忌食油腻厚味、坚硬难化之物。

（七）选配食疗

甘松粥

组成：甘松末5克，粳米90克。

用法：粳米淘洗干净，加水煮至粥将熟时，调入甘松末，煮沸即可。

功效：芳香理气，和胃止痛。

主治：急性胃炎，湿浊犯胃，恶心呕吐，脘腹痞闷，伴腹泻腹痛，不思饮食。

附注：甘松含有挥发油，不宜久煎。

荜茇粥

组成：荜茇3克，胡椒3克，肉桂1.5克，粳米75克。

用法：将荜茇、胡椒、肉桂共研细末，粳米淘净与药末同入锅内，并加适量豆豉和水煮成粥。空腹1次食用，每日2次。

功效：温中散寒止痛。

主治：急性胃炎，寒凝气滞，脘腹冷痛，恶心呕吐，食欲不振。

藿香粥

组成：藿香干末10克，粳米30克。

用法：粳米淘洗干净，加水500毫升，煮至米开汤未稠时，调入藿香干末，改用文火煮到米化汤稠，停火焖约5分钟。也可用新鲜藿香20克，洗净捣烂取汁，放入粥中食用。每日2次温热顿服。

功效：解表散寒，调中和胃。

主治：急性胃炎，风寒或寒湿犯胃，恶心呕吐，脘腹疼痛，腹泻纳呆，恶寒发热，头痛鼻塞。

附注：体外试验证明，藿香对金黄色葡萄球菌、绿脓杆菌、大肠杆菌、痢疾杆菌等多种细菌有抑制作用。另须注意，藿香含挥发油，故不宜久煎。

芦根竹茹粥

组成：芦根30克，红米60克，青竹茹6克。

用法：将芦根洗净，用水煎煮，去渣取汁。红米洗净，加水适量，和竹茹及芦根汁煮粥，先用武火烧沸，再用文火慢熬。

功效：清热生津，除烦止呕。

主治：急性胃炎，胃热偏盛，呕吐酸臭，脘腹灼痛，口渴心烦。

芦根粥

组成：鲜芦根 150 克，粳米 50 克。

用法：将芦根去节、洗净，加水适量入砂锅内煎煮，去渣取汁；粳米洗净，放入锅内，加水适量，和芦根汁一起煮粥。每日温热服食。

功效：清热生津，除烦止呕。

主治：急性胃炎，热邪犯胃，呕吐，口渴心烦，小便黄，便溏臭秽。

姜茶饮

组成：绿茶、干姜丝各 3 克。

用法：绿茶、干姜丝放瓷杯中，用沸水冲泡，盖严温浸 10 分钟，代茶频饮。

功效：和胃降逆，升清止泻。

主治：急性胃肠炎，湿热蓄积肠胃，脘腹不适，食欲不振，呕吐腹泻，心烦口渴。

健脾饮

组成：橘皮 10 克，荷叶 1 角，炒山楂 3 克，生麦芽 15 克。

用法：以上诸味放锅内加水同煮取汁，去渣后澄清，加糖调味温饮。

功效：健脾消食，升清降浊。

主治：急性胃肠炎，湿浊阻滞，饮食不化，胸脘满闷，恶心呕吐，嗳气。

鸡内金粥

组成：鸡内金粉 6 克，粳米 100 克。

用法：粳米洗净后，加水适量煮至粥将成时，调入鸡内金粉，再煮一沸即可。每天早晚温热服食。

功效：健胃消食。

主治：急性胃炎，食积停滞，脘腹胀痛，嗳腐吞酸，恶闻食臭，大便臭秽等。

附注：鸡内金含胃激素、蛋白质等。胃激素能促进胃腺分泌，并能使胃的运动机能增加，排空加速。但胃激素易受热破坏，故以生用为宜。

砂仁粥

组成：砂仁末 5 克，大米 50 克。

用法：先把大米淘净，加水煮至米开汤未稠时，将砂仁末调入粥中，用文火稍煮数沸，待粥稠即停火待服。每日早晚温热服食。

功效：温脾健胃，行气消胀。

主治：急性胃炎，湿阻气滞，腹胀食少。

附注：砂仁含挥发油，主要成分是龙脑、乙酸龙脑酯、右旋樟脑、芳樟醇、橙花三烯醇等。药理研究证实它有健胃作用，能促进胃液分泌，并可排除消化道积气，能行气消胀。砂仁气味芳香，不宜久煎。

益脾饼

组成：白术 30 克，干姜 6 克，红枣 250 克，鸡内金 15 克，面粉 500 克。

用法：锅中加水 1000 毫升，放入红枣及纱布包好的白术、干姜，以武火烧沸后，再改文火煮 1 小时左右，除去药包和枣核，并将枣肉捣烂为泥状。另将鸡内金粉碎过筛，与面粉、枣泥和匀，加水和面，文火烙成薄饼。每日 2 次，每次空腹食饼 50~100 克。

功效：健脾益气，消食开胃。

主治：急性胃炎，脾胃虚弱，食积内停，脘腹痞闷，恶心呕吐，纳呆便溏。

猪肚羹

组成：猪肚 1 具，人参 50 克，陈皮 15 克，生姜 50 克，芦根 25 克。

用法：芦根洗净，加水 5000 毫升，煮至 3500 毫升，去渣。把人参、陈皮和生姜分别洗净，放入猪肚中，用线缝合，再用芦根汁煮猪肚至烂熟，去药渣，将猪肚细切作羹。任意食用，余下的汁液分 3~5 次饮尽。

功效：健脾益胃，降逆止呕。

主治：急性胃炎，脾虚邪滞，恶心呕吐，脘腹疼痛。

七、自疗溃疡性结肠炎

（一）病因病理

溃疡性结肠炎，又称慢性非特异性溃疡性结肠炎，是直肠和肠的一种原因未明的炎症性疾病。其主要临床表现是腹泻、黏液浓血便、腹痛和里急后重，病情轻重不一，常反复发作。其病因可能与感染、遗传、精神因素、过敏反应、自身免疫等有关。

（二）自疗功法

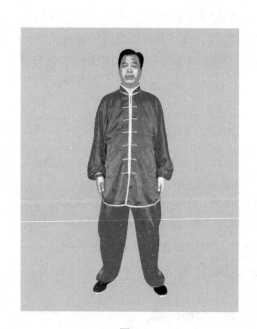

图1

预备姿势：两脚分开，与肩同宽，脚尖朝前，平放地上，头正身直，百会朝天，挺胸收腹，沉肩垂肘，两膝微屈，膝盖与脚尖相齐，舌抵上腭，唇齿轻合，双目垂帘或轻闭（高血压者留视线），两掌自然下垂，掌心向内，十指向下，掌指微微分开（图1）。

意想：从头顶百会穴顺身体向下到两掌内劳宫穴，再顺全身向下到两脚涌泉穴，全身放松七遍。

松—松—松—松—松—松—松

再从头顶百会穴顺身体向下到两掌内劳宫穴，再顺全身向下到两脚涌泉穴，全身通七遍。

通—通—通—通—通—通—通

做到：全身放松，高度入静，物我两忘。

练功姿势：将两掌置于神阙穴处，右掌的内劳宫穴对压住神阙穴，掌指向左，左掌的内劳宫穴对压住右掌的外劳宫穴，掌指向右，两掌贴紧（图2）。

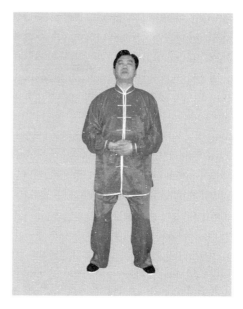

图2

吸气时头、上身向左运转，以腰为轴，脚不移动，面向左方，两掌同时向右下方运行到右下腹部，掌心向内，左掌指向神阙穴右方，右掌指向神阙穴左方（图3）。

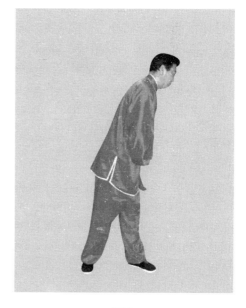

图3

91

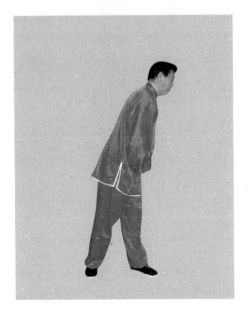

图 4

接着上身不动，两掌同时向左方运行到神阙穴正下腹部，掌心向内，左掌指向右，右掌指向左（图4）。

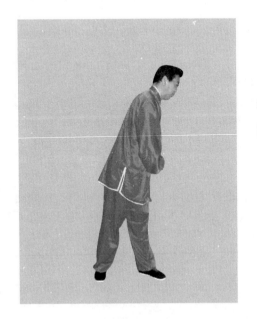

图 5

然后上身不动，两掌同时向左运行到左下腹部时，掌心向内，左掌指向右，右掌指向左（图5）。

而后两掌同时继续向右上方运行到补虚还阳的神阙穴，两掌心对住神阙穴，左掌指向右，右掌指向左，挺胸收腹，将气吸满（图6）。

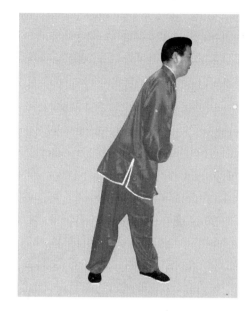

图 6

呼气时头、身向右运转，以腰为轴，面向右方，两掌同时向神阙穴左下方运行到左下腹部时，掌心向内，左掌指向腹右方，右掌指向腹左方（图7）。

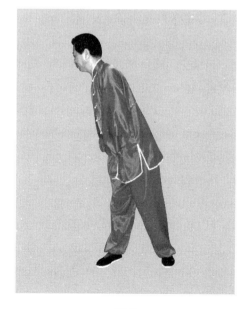

图 7

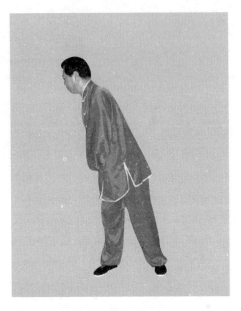

图 8

接着两掌同时向右运行到下腹部时，掌心向内，左掌指向腹右方，右掌指向腹左方（图 8）。

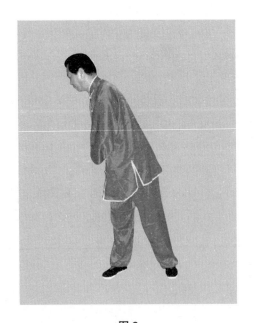

图 9

然后两掌同时向右方运行到右下腹部时，掌心向内，左掌指向腹右方，右掌指向腹左方（图 9）。

而后身、头、两掌同时向左上方运行到通五脏的神阙穴，面向前方，两掌心对压住神阙穴，左掌指向腹右方，右掌指向腹左方，将气呼出（图10）。循环做。

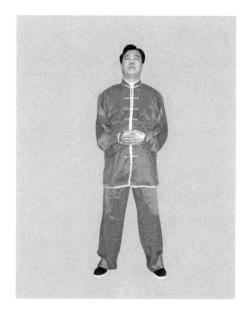

图 10

意念活动：吸气时意想金黄色的太阳经两掌采入体内，两掌抱太阳在腹部随两掌的运转而运行，全身放松，结肠开放，日精之气在体内运行，经络畅通。

呼气时意想结肠及全身的病浊之气随呼气从全身毛孔从汗液排出体外，五脏六腑的经气正常运行，结肠的疼痛、炎症消失，结肠通畅。

呼吸要求：鼻吸鼻呼，做到细、匀、深、长、缓。

手指颤动要求：保持十指在整个做功过程中的颤动。

练功时间要求：单练此功 23～45 分钟。

解功动作：抖身 49 次，抖起（图 11）。

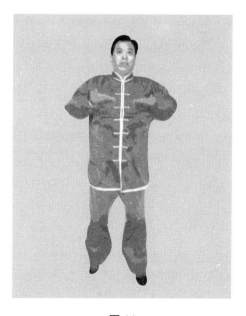

图 11

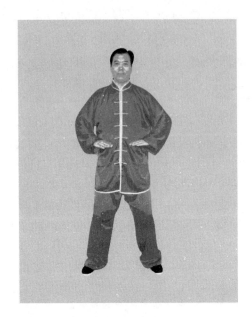

图 12

落地（图 12）。

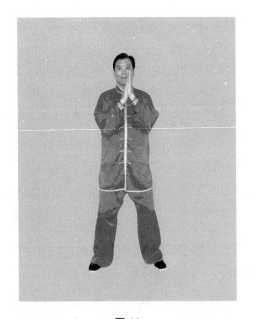

图 13

收功动作：搓手（图 13），搓热
为宜。

洗面（图14），洗热为宜。

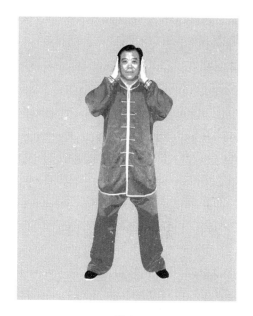

图 14

梳头（图15），十指向后。

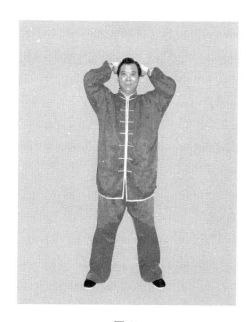

图 15

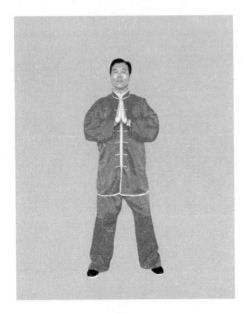

图 16

　　神归动作：双手合掌，十指向上，放于两乳中间的膻中穴（图16），口念"神归"24遍。

（三）选配功法

　　可以选择：长寿功法第一步站功中第一节强肺调大肠，第三节强心通小肠，第七节气通周身；第二步坐功中第一节肺安大肠通，第三节心安小肠通，第七节阴阳得平衡；第三步卧功中第二节浴胃洗脾，第五节浴心包、三焦、胆囊，第七节天人合一得长生。

　　亦可完整地修炼长寿功法第一步站功、第二步坐功、第三步卧功、第四步行功，还可以选择此四步功法中任何一节修炼。专门修炼长寿自疗功法也行，最好能够完整地修炼效果更好。可以配合光盘（DVD）教学片准确练功。

（四）选配穴位

　　神阙穴、会阴穴、涌泉穴、膻中穴等。

　　穴位的位置：见长寿功法点穴按摩图、经络图。

（五）选配食疗

乌梅中含有 85% 的水分和 10% 的糖类，矿物质、维生素和有机酸的含量也非常丰富。乌梅所含的有机酸有枸橼酸、苹果酸、琥珀酸、酒石酸等，矿物质有钙、磷、钾等，还有少量的胡萝卜素。

乌梅中的枸橼酸能促进糖类代谢，制成乌梅酱菜吃能够消除疲劳。乌梅所含的有机酸可提高胃肠功能、增进食欲、治疗便秘、嫩化皮肤。乌梅中的苦酸能提高肝脏机能，起解酒作用，对晕车船症也有效果。同时，乌梅中所含的有机酸还具有较强的杀菌、解毒作用，能预防食物中毒。

为保持乌梅的药效，一般将其制成乌梅酱菜、乌梅茶、乌梅酒。可于每年的 5—6 月份，挑选果粒均匀、色泽鲜亮、果皮无毛病无虫蛀的新鲜乌梅。

八、自疗阑尾炎

（一）病因病理

阑尾炎是最常见的外科疾病，可发生于任何年龄，以青壮年多见。阑尾炎按病程可分为急性和慢性两种。急性阑尾炎可分为单纯性阑尾炎、化脓性阑尾炎、坏疽性阑尾炎三类。阑尾炎初起，多表现为上腹部隐痛或阵发性钝痛，逐渐加重。数小时后腹痛转移至右下腹阑尾所在部位，呈持续性疼痛，并有明显的局限性压缩、反跳痛，伴有恶心、呕吐、发热、头痛、无力等，可发生化脓和坏死穿孔，形成腹膜炎。慢性阑尾炎多由急性阑尾炎转化而来，下腹痛和局部压痛、反跳痛等都比较轻，一般不发热，无呕吐。长寿功系列功法对治疗阑尾炎见效快，自疗功法易学、易练、易掌握。

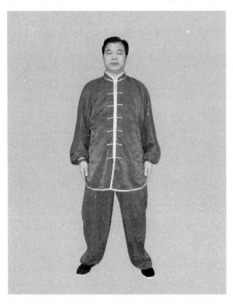

图 1

（二）自疗功法

预备姿势：两脚分开，与肩同宽，脚尖朝前，平放地上，头正身直，百会朝天，挺胸收腹，沉肩垂肘，两膝微屈，膝盖与脚尖相齐，舌抵上腭，唇齿轻合，双目垂帘或轻闭（高血压者留视线），两掌自然下垂，掌心向内，十指向下，掌指微微分开（图 1）。

意想：从头顶百会穴顺身体向下到两掌内劳宫穴，再顺全身向下到两脚涌泉穴，全身放松七遍。

松—松—松—松—松—松—松

再从头顶百会穴顺身体向下到两掌内劳宫穴，再顺全身向下到两脚涌泉穴，全身通七遍。

通—通—通—通—通—通—通

做到：全身放松，高度入静，物我两忘。

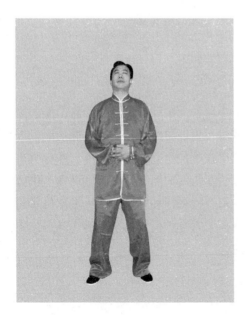

图 2

练功姿势：将两掌同时置于神阙穴，右掌的内劳宫穴对压住神阙穴，掌指向左，左掌的内劳宫穴对压住右掌的外劳宫穴，掌指向右（图 2）。

吸气时两掌同时向右下搓按运行
到阑尾部，掌心对压住阑尾，左掌指
向右，右掌指向左（图3）。

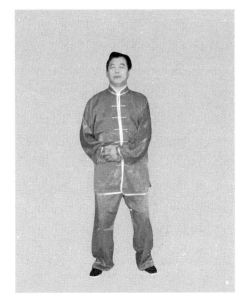

图3

接着两掌同时向左方搓按运行到
神阙穴下腹部，掌心向内，左掌指向
右，右掌指向左（图4）。

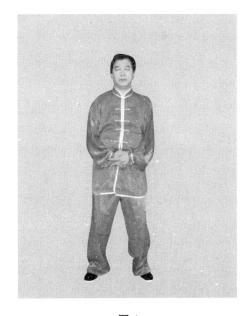

图4

101

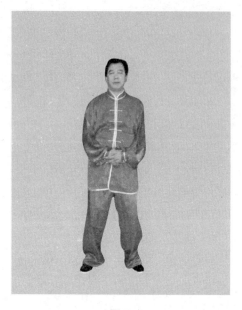

图5

然后两掌同时向上搓按运行到神阙穴，掌心对压神阙穴，左掌指向右，右掌指向左，挺胸收腹，将气吸满（图5）。

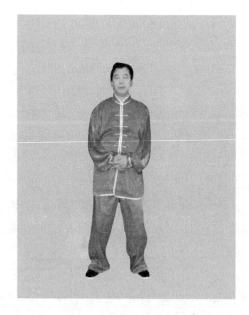

图6

呼气时两掌同时向下搓按运行到小腹下部，掌心向内，左掌指向右，右掌指向左（图6）。

接着两掌同时向右方搓按运行到阑尾处，掌心向内，左掌指向右，右掌指向左（图7）。

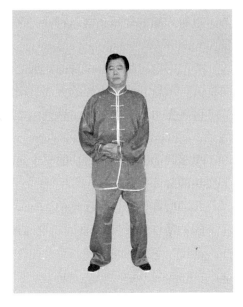

图7

最后两掌同时向左上方搓按运行到神阙穴，右掌内劳宫穴对压住神阙穴，左掌指向右，右掌指向左，含胸拔背，将气呼出（图8）。循环做。

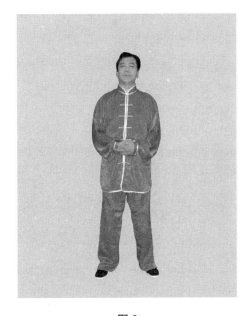

图8

103

意念活动：吸气时意想金黄色的太阳经两掌采入体内，全身放松，阑尾开放，五脏六腑的经气正常运行，经络通畅，真气在体内运行，日精之气通入阑尾。

呼气时意想阑尾及全身的病浊之气经呼气从全身毛孔随汗液排出体外，全身的穴位放松开放，阑尾的疼痛、炎症消失。

呼吸要求：鼻吸鼻呼，做到细、匀、深、长、缓，在呼吸之中有意识地用内劲。

手指颤动要求：在做功的整个过程中，不仅要始终颤动双手的十指，而且还要用两掌劳宫穴抓按。

练功时间要求：单练此功 17～35 分钟。

解功动作：抖身 49 次，抖起（图 9）。

落地（图 10）。

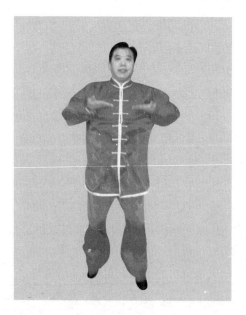

图 9

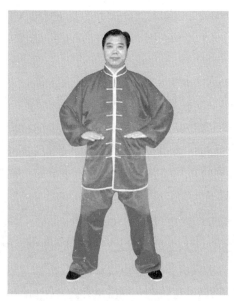

图 10

收功动作：搓手（图 11），搓热
为宜。

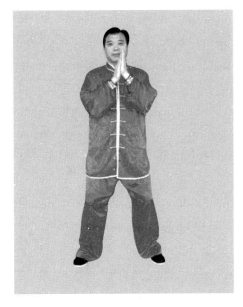

图 11

洗面（图 12），洗热为宜。

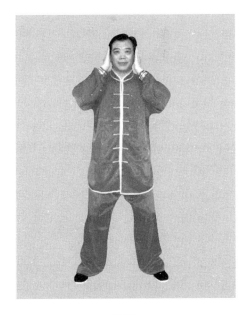

图 12

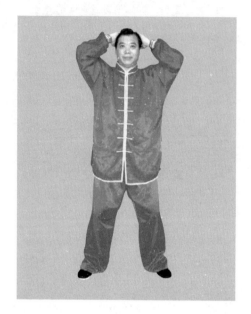

图 13

梳头（图 13），十指向后。

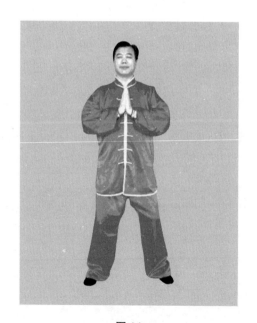

图 14

神归动作：双手合掌，十指向上，放于两乳中间的膻中穴（图 14），口念"神归"24 遍。

（三）选配功法

可以选择：第一步站功中第五节调心包、三焦、利胆，第七节气通周身；第二步坐功中第一节肺安大肠通，第五节心包、三焦、胆囊通，第七节阴阳得平衡；第三步卧功中第三节洗心浴小肠，第五节浴心包、三焦、胆囊，第七节洗浴周身；第四步行功中第二节胃气行脾得一宁，第五节心包、三焦、胆囊得一行，第七节天人合一得长生。

亦可完整地修炼长寿功法第一步站功、第二步坐功、第三步卧功、第四步行功，还可以选择此四步功中任何一节修炼。专门修炼长寿自疗功法也行，最好能够完整地修炼效果更好。可以配合光盘（DVD）教学片准确练功。

（四）选配穴位

阑尾穴、足三里穴等。

穴位的位置：见长寿功法点穴按摩图、经络图。

九、自疗胆道蛔虫

（一）病因病理

蛔虫钻入胆道，称为胆道蛔虫病，是常见的蛔虫病并发症，好发于农村的儿童和青壮年。其临床表现为病人突然出现剧烈的阵发性上腹部绞痛，多在剑突下偏右侧，有向上钻顶感，痛引背心及右肩，痛剧时弯腰屈膝，辗转不安，不断恶心呕吐，痛止则好如常人。腹部切诊时，腹皮柔软，脘腹及右胁部有压痛。一般无明显发热、畏寒及黄疸，若并发胆道感染，则可出现发热及轻度黄疸。感染加重，则可并发化脓性胆囊炎、肝脓肿、胆道出血、败血症等。

　　本病属中医学"蛔厥"的范围。故此，在选择长寿功系列功法时，除应辨证选练外，还要根据病邪转化，分辨是气痛类型还是湿热类型，加以分型练功。练此功针对性的自疗功法见效更快。

（二）自疗功法

　　预备姿势：两脚分开，与肩同宽，脚尖朝前，平放地上，头正身直，百会朝天，挺胸收腹，沉肩垂肘，两膝微屈，膝盖与脚尖相齐，舌抵上腭，唇齿轻合，双目垂帘或轻闭(高血压者留视线)，两掌自然下垂，掌心向内，十指向下，掌指微微分开(图1)。

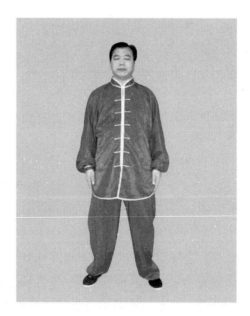

图 1

意想： 从头顶百会穴顺身体向下到两掌内劳宫穴，再顺全身向下到两脚涌泉穴，全身放松七遍。

松—松—松—松—松—松—松

再从头顶百会穴顺身体向下到两掌内劳宫穴，再顺全身向下到两脚涌泉穴，全身通七遍。

通—通—通—通—通—通—通

做到： 全身放松，高度入静，物我两忘。

练功姿势： 将右掌内劳宫穴对压住神阙穴（肚脐），掌指向左（图2）。

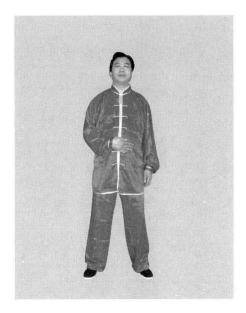

图2

再将左掌的内劳宫穴对压住右掌的外劳宫穴，掌指向右，两肘贴于两肋（图3）。

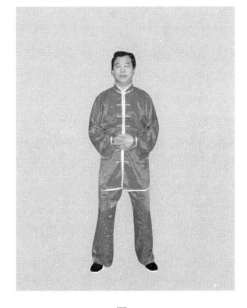

图3

吸气时左右两肘抬起与胃平行，将气吸满，两脚跟抬起，离地 7 厘米（图 4）。

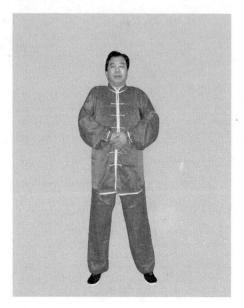

图 4a

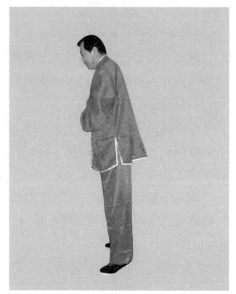

图 4b

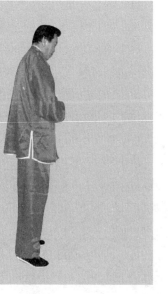

图 4c

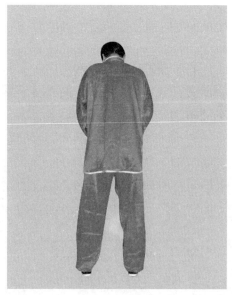

图 4d

呼气时左右两肘随口哈气（要猛）迅速夹击两肋（图5）。

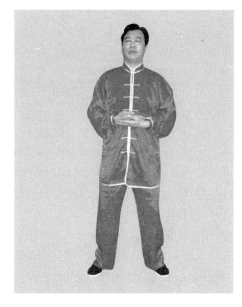

图5

接着两脚落地，要平（图6）。循环做。

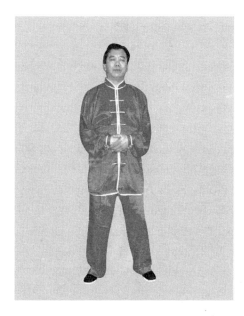

图6

111

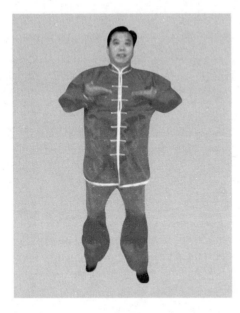

图 7

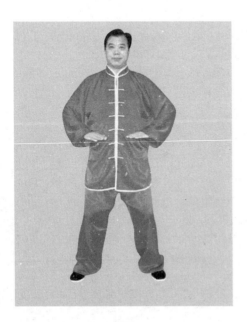

图 8

意念活动：吸气时意想海水来潮，冲刷胆囊，全身放松，胆道开放。

呼气时意想胆囊平滑肌收缩，胆管扩张，胆道蛔虫排出，胆道及全身病浊之气经呼气从全身毛孔随汗液及排出体外，胆道炎症及疼痛消失，胆汁清晰。

呼吸要求：鼻吸气，做到细、匀、深、长、缓。口哈气，要迅猛，用内气内劲。

手指颤动要求：要保持十指在整个做功过程中的颤动。

练功时间要求：单练此功 15~24 分钟。

解功动作：抖身 49 次，抖起（图 7）。

落地（图 8）。

收功动作：搓手（图9），搓热为宜。

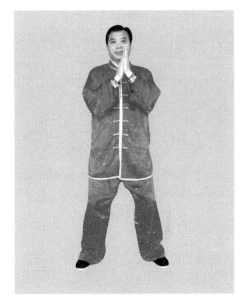

图9

洗面（图10），洗热为宜。

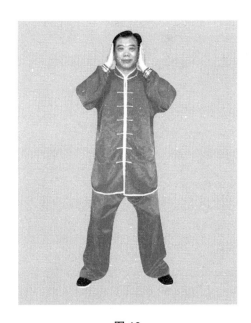

图10

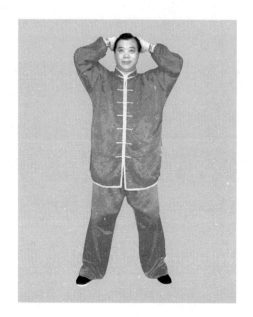

图 11

梳头（图 11），十指向后。

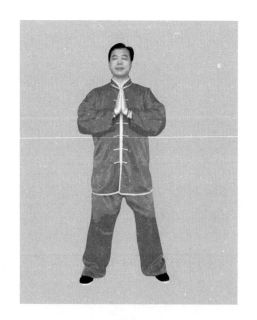

图 12

神归动作：双手合掌，十指向上，放于两乳中间的膻中穴（图12），口念"神归"24遍。

（三）选配功法

可以选择：第一步站功中第二节调胃强脾，第五节调心包、三焦、利胆，第七节气通周身；第二步坐功中第二节胃通脾自安，第五节心包、三焦、胆囊通，第七节阴阳得平衡；第三步卧功中第二节浴胃洗脾，第五节浴心包、三焦、胆囊，第七节洗浴周身；第四步行功中第二节胃气行脾得一宁，第五节心包、三焦、胆囊得一行，第七节天人合一得长生。

亦可完整地修炼长寿功法第一步站功、第二步坐功、第三步卧功、第四步行功，还可以选择此四步功中任何一节修炼。专门修炼长寿自疗功法也行，最好能够完整地修炼效果更好。可以配合光盘（DVD）教学片准确练功。

（四）选配穴位

肝俞穴、胆俞穴、足三里、肩井穴、太冲穴、百会穴、劳宫穴、涌泉穴等。

穴位的位置：见长寿功法点穴按摩图、经络图。

（五）辨证施食

1. 气痛型

症状：脘胁钻顶样绞痛，阵阵发作，痛重汗出肢冷，但腹软喜按，痛止则无任何不适，伴有纳少，恶心呕吐，小便清长，苔白腻而干，脉弦紧或沉弦。

治则：理气止痛，利胆驱蛔。

选方：

米醋花椒饮

米醋 100 克，花椒（川椒）6~9 克。将花椒研成细末，米醋加水 100 毫升，共放锅中煮开 1 次温服。每天 2~3 次，连服 2~3 天。

乌梅川椒饮

大乌梅 10 个，川椒 6 克。水煎服，每天 2 次，连服 2~3 天。

苦楝树根皮汤

鲜苦楝树根皮 100 克，葱白 100 克，米醋 100 克（小儿减半）。将苦楝树皮洗净，去红外皮，切碎，与葱白加水 500 毫升煎煮，浓缩至 100 毫升，再加米醋搅匀，1 次温服。每天 2 次，连服 2~3 天。

生姜汤

生姜适量。生姜用凉开水洗净，捣烂取汁。每次服 10 毫升，温开水冲服。开始半小时至 2 小时服 1 次，服 4 次后改为日服 3 次，连服 2 天。

黄皮饮

鲜黄皮（又名黄皮果）60 克（干品 20 克）。取黄皮加适量水煎，空腹 1 次服完。

米醋方

米醋 60 毫升，加温水适量，一次顿服。或乌梅肉、五味子各 30 克，水煎一次服完。

使君子炖猪肉

猪瘦肉 90 克，使君子 9 克。使君子去壳取肉与猪肉捣烂，放碗中蒸熟，一次吃完。

菜油爆大葱

大葱 30 克，菜油 15 克。将油锅置于旺火上，待油热冒烟，倒入葱段爆炒，不加任何调料，每日清晨空腹 1 次吃完，连用 3 天。服后 2 小时再进饮食。

2. 湿热型

症状：多在气痛型的基础上，伴有发热或寒热往来，口苦咽干，渴而不欲饮，身目发黄，大便干结，小便黄如浓茶，局部痛重，拒按或有包块，舌质红，苔黄腻或黄干，脉弦或滑数。

治则：清热利湿，利胆止痛。

选方：

黄瓜藤花椒方

黄瓜藤 100 克，花椒 6~9 克，米醋 100 毫升，鸡苦胆 1 个。将黄瓜藤、花椒水煎取液，去药渣，再与米醋煮开后冲鸡胆汁，1 次温服，每天 2 次，连服 2~3 天。

蒲公英粥

蒲公英 40~60 克（鲜品 60~90 克），大乌梅 10 个，大米 50~100 克，白糖适量。将蒲公英洗净切碎，与乌梅同煎取液，去渣，入大米同煮为稀粥，加白糖调味服食。每天分 2 次服完，3~5 天为 1 疗程。

车前草粥

车前草 15 克，薏米 30 克，米醋100 克，白糖适量。车前草煎汤去渣，入薏米煮成粥，后对入米醋、白糖调味服食。每天 2 次，连服 2~3 天。

乌梅蘸糖

乌梅 250 克。乌梅加水适量，浸泡透发，加热煎煮至五成熟，捞出，去核，把果肉切成丁，再放入原液中加碎冰糖 250 克，继续煎煮至七成熟，收汁即可。待冷，外部再撒上一层白糖，装瓶备用。

乌梅方

乌梅 5 个。1 次吃，每日 2~3 次。

石榴皮乌梅汤

石榴皮 15 克，乌梅 10 克，白果 12 克。水煎服，每日 1~2 次。

川楝子大黄汤

川楝子 15 克，大黄 10 克。水煎服，每日 1~2 次。

葱须槟榔汤

葱须 30 克，槟榔 15 克，杏仁 15 克。水煎服，每日 2 次。

（六）膳食宜忌

宜吃清淡的食物，如豆类、米粉、蔬菜、马铃薯、胡萝卜等。限制胆固醇高的食物。宜多食具有安蛔止痛作用的食物。

十、自疗直肠脱垂

（一）病因病理

　　直肠脱垂是肛肠、直肠黏膜或直肠和部分乙状结肠向下移位脱出肛门外的一种疾病，俗称脱肛。临床上多见于小儿和老年人。腹内压增加是导致直肠脱垂的直接原因。腹泻、便秘、泌尿系统结石、长期咳嗽等，因能引起腹内压增加，也易诱发直肠脱垂。脱垂可分 3 度。Ⅰ度脱垂：直肠黏膜脱出肛门外 3~4 厘米，可自动缩回。Ⅱ度脱垂：直肠全层脱出肛外 5~12 厘米，便后有时需用手加以恢复。Ⅲ度脱垂：直肠及部分乙状结肠脱出肛外 12 厘米以上，肛门松弛无力。

（二）自疗功法

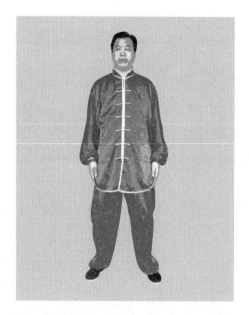

　　预备姿势：两脚分开，与肩同宽，脚尖朝前，平放地上，头正身直，百会朝天，挺胸收腹，沉肩垂肘，两膝微屈，膝盖与脚尖相齐，舌抵上腭，唇齿轻合，双目垂帘或轻闭（高血压者留视线），两掌自然下垂，掌心向内，十指向下，掌指微微分开（图 1）。

图 1

意想：从头顶百会穴顺身体向下到两掌的内劳宫穴，再顺全身向下到两脚的涌泉穴，全身放松七遍。

松—松—松—松—松—松—松

再从头顶百会穴顺身体向下到两掌的内劳宫穴，再顺全身向下到两脚的涌泉穴，全身通七遍。

通—通—通—通—通—通—通

做到：全身放松，高度入静，物我两忘。

练功姿势：将两掌置于神阙穴（肚脐）处，左掌的内劳宫穴压住右掌的外劳宫穴，左掌指向右，掌心朝上，与神阙穴平行，右掌指向左，两掌贴紧神阙穴（图2）。

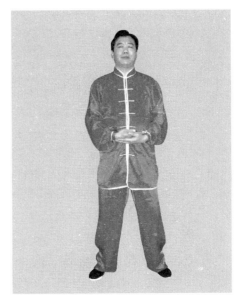

图2

吸气时两掌同时向上运行到中脘穴时，两掌心向上，左掌指向右，右掌指向左（图3）。

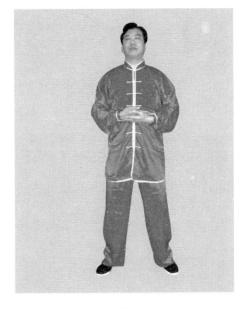

图3

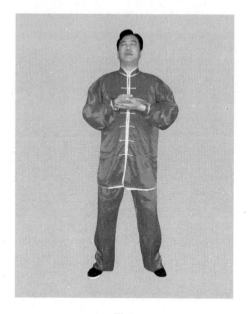

图 4

接着两掌同时向上运行到促进阴阳平衡的膻中穴时，掌心向上，左掌指向右，右掌指向左（图 4），要挺胸收腹，提肛，足趾抓地。

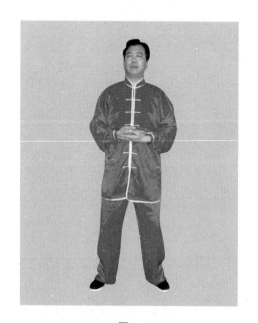

图 5

呼气时两掌同时向下运行到中脘穴时，掌心向上，左掌指向右，右掌指向左（图 5）。

接着两掌同时向下运行到补虚还阳之宝的神阙穴，掌心向上，左掌指向右，右掌指向左，腹部、肛门、足趾放松，含胸拔背，将气呼出（图6）。循环做。

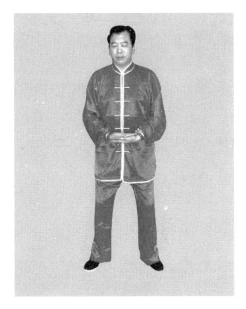

图6

意念活动：吸气时意想头顶金色的太阳，日精之气经两掌和呼吸系统进入体内，真气在体内运行，全身五脏六腑安位，直肠随吸气和收腹、提肛而上升。

呼气时意想直肠的炎症消失，直肠和全身病浊之气经呼气从全身毛孔随汗液排出体外，五脏六腑的经气正常运行，经络通畅。

呼吸要求：鼻吸鼻呼，做到细、匀、深、长、缓。

手指颤动要求：要保持十指在整个做功过程中的颤动。

练功时间要求：单练此功21～41分钟。

解功动作：抖身49次，抖起（图7）。

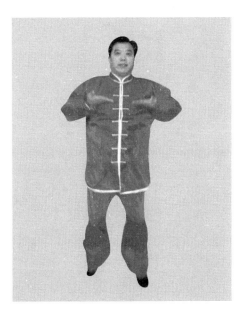

图7

121

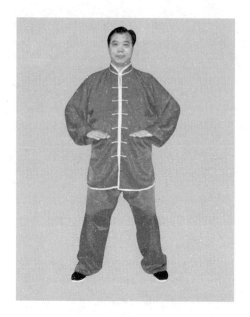

图 8

落地（图8）。

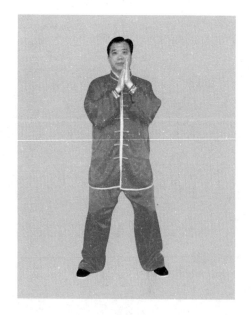

图 9

收功动作：搓手（图9），搓热为宜。

洗面（图 10），洗热为宜。

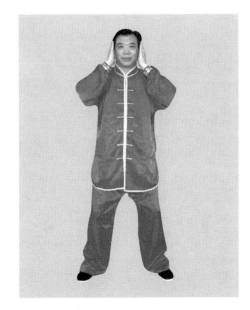

图 10

梳头（图 11），十指向后。

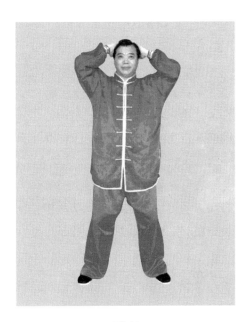

图 11

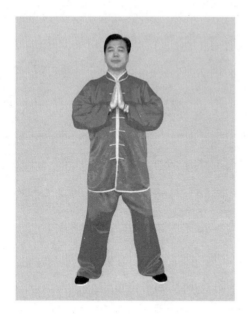

神归动作：双手合掌，十指向上，放于两乳中间的膻中穴（图12），口念"神归"24遍。

图 12

（三）选配功法

可以选择：第一步站功中第一节强肺调大肠，第三节强心通小肠，第六节强肝明目，第七节气通周身；第二步坐功中第一节肺安大肠通，第七节阴阳得平衡；第三步卧功中第三节洗心浴小肠，第六节洗肝浴目，第七节洗浴周身；第四步行功中第二节胃气行脾得一宁，第三节心行小肠得一定，第七节天人合一得长生。

亦可完整地修炼长寿功法第一步站功、第二步坐功、第三步卧功、第四步行功，还可以选择此四步功法中任何一节修炼。专门修炼长寿自疗功法也行，最好能够完整地修炼效果更好。可以配合光盘（DVD）教学片准确练功。

（四）选配穴位

膻中穴、神阙穴、百会穴、劳宫穴、会阴穴等。

穴位的位置：见长寿功法点穴按摩图、经络图。

（五）选配食疗

无花果汁

取成熟的果实每日食用 4~5 个，或用果肉与叶子取汁抹在肛门处，出现出血时可泡在浴盆里。

无花果汁对大肠具有良好的收敛作用，能够刺激大肠内壁，促使大肠畅通，是治疗便秘的良药。此外，无花果还含有分解蛋白质的酶类，能够促使肌肉变得柔软。

参芪汤

人参、黄芪（蜜炒）、当归、白术、生地黄、白芍药（酒炒）、白茯苓各 3.8 克，升麻、桔梗、陈皮、炒干姜各 1.9 克。水煎服。此方针对肛门因虚寒而脱出有效。

明矾鸡蛋

明矾 2.2 克，鸡蛋 1 个。明矾研末，分成 7 包。每晨取鸡蛋 1 个，顶端开小孔，将 1 小包明矾装入鸡蛋稍搅拌，用湿纸封好、蒸熟，空腹用米汤送下。7 天为 1 疗程。

除上述诸方以外，还可以采用以下几种方法预防脱肛：

（1）每天坚持练功。如可能的话，每天洗澡，便后用温水擦洗肛门，以保持清洁。

（2）洗澡后轻轻地按摩臀部，以促进血液循环。

（3）冬季特别要注意保暖，避免受寒疼痛。

（4）排便时尽量用坐式便器，并将软膏抹在疼痛部位或使用坐药，以使大便畅通。

（5）办公椅上要垫舒适的椅垫。

（6）自疗直肠脱垂的自疗功法除了站势练功方法外，亦可坐着、卧着练功。

十一、自疗食道癌

(一) 病因病理

食道癌是常见的恶性肿瘤之一，占消化道恶性肿瘤的第一位。本病多见于40 岁以上的男性患者，北方比南方发病率高，通常与饮酒、嗜饮烈性热酒、食腌酸菜等习惯有关。最初症状是患者偶感吞咽困难，甚则吞咽时感到疼痛，难以进食。

中医学认为本病的形成原因是由于忧思郁怒、脾伤气结、津液不得布、聚而为痰、痰气交阻于食道，或嗜食辛辣、助湿生痰、损伤津液、津少液枯、气不运行、血液枯竭等。故此，在修炼长寿功系列功法时，要辨证练功，着重于疏肝理气、健脾化痰、活血化淤、养阴清热、补气养血等。亦可单练针对本病有效的自疗功法，使病人早日康复。

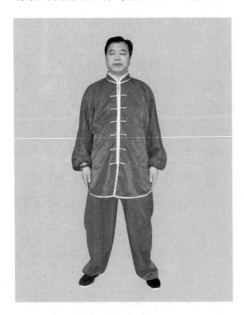

图 1

(二) 自疗功法

预备姿势： 两脚分开，与肩同宽，脚尖朝前，平放地上，头正身直，百会朝天，挺胸收腹，沉肩垂肘，两膝微屈，膝盖与脚尖相齐，舌抵上腭，唇齿轻合，双目垂帘或轻闭（高血压者留视线），两掌自然下垂，掌心向内，十指向下，掌指微微分开（图1）。

意想：从头顶百会穴顺身体向下到两掌内劳宫穴，再顺全身向下到两脚涌泉穴，全身放松七遍。

松—松—松—松—松—松—松

再从头顶百会穴顺身体向下到两掌内劳宫穴，再顺全身向下到两脚涌泉穴，全身通七遍。

通—通—通—通—通—通—通

做到：全身放松，高度入静，物我两忘。

练功姿势：将右掌的内劳宫穴对压住中脘穴，掌指向左（图2）。

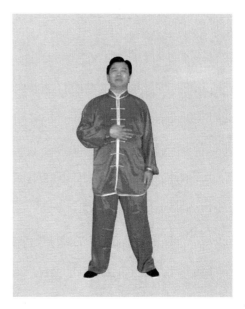

图2

再将左掌的内劳宫穴对压住右掌的外劳宫穴，掌指向右（图3）。

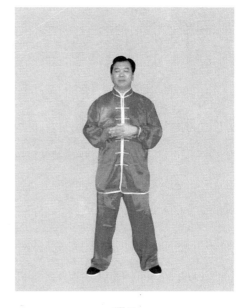

图3

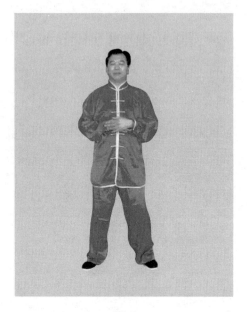

图 4

吸气时两掌同时向上运行到中脘穴上 2 寸的巨阙穴时，右掌指向左，左掌指向右（图 4）。

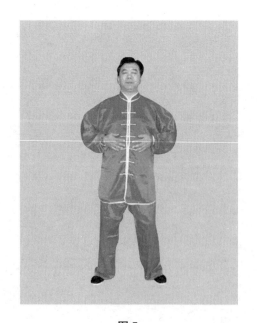

图 5

接着两掌同时向两侧运行到巨阙两侧 2 寸处的不容穴时，左掌内劳宫穴对住左不容穴，右掌的内劳宫穴对住右不容穴，十指相对（图 5）。

然后两掌同时向上外方运行到两
乳外侧，两掌中指点于乳头处，两肘
与肩平行，十指相对，将气吸满，挺
胸收腹，头微后仰（图6）。

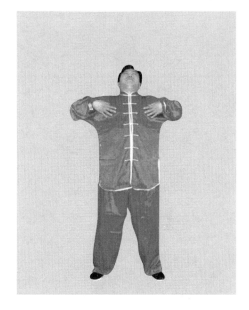

图6

呼气时两掌同时向内下方运行到
不容穴处，十指相对（图7）。

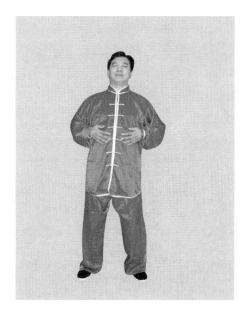

图7

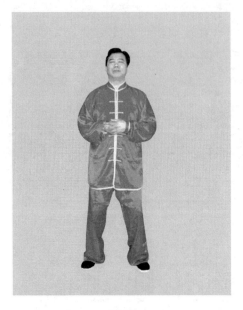

图8

接着两掌同时向内运行到巨阙穴，右掌内劳宫穴对住巨阙穴，掌指向左，左掌内劳宫穴对压住右掌的外劳宫穴，掌指向右（图8）。

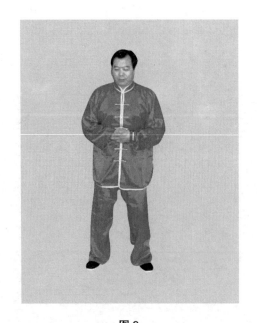

图9

然后两掌同时下落到中脘穴，右掌指向左，左掌指向右，将气呼出，含胸拔背（图9）。循环做。

意念活动：吸气时意想日精月华之气经两掌和呼吸系统进入体内，真气在体内运行，全身放松，食道开放。

呼气时意想食道及全身病浊之气经呼气从全身毛孔随汗液排出体外，脾胃经气畅通，食道畅通，炎症消失。

呼吸要求：鼻吸鼻呼，做到细、匀、深、长、缓。

手指颤动要求：保持十指在整个做功过程中的颤动。

练功时间要求：单练此功 24、39、49 分钟均可。

解功动作：抖身 49 次，抖起（图 10）。

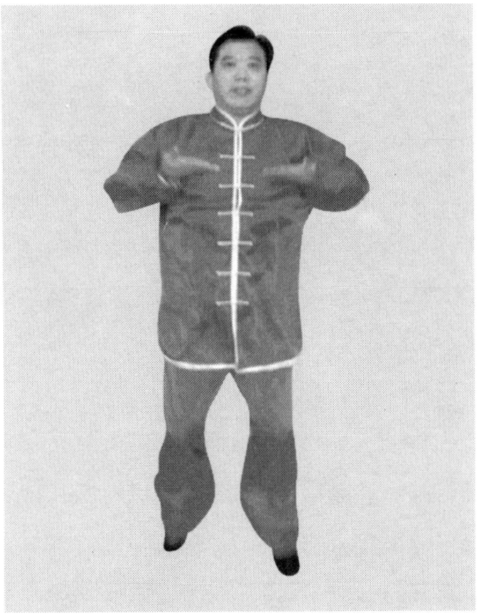

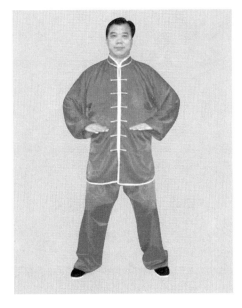

图 10

落地（图 11）。

图 11

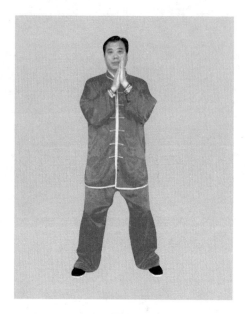

图 12

收功动作：搓手（图 12），搓热为宜。

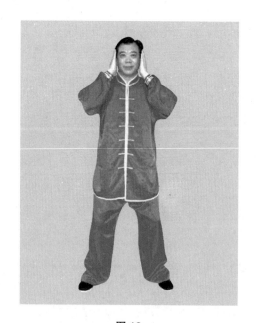

图 13

洗面（图 13），洗热为宜。

梳头（图14），十指向后。

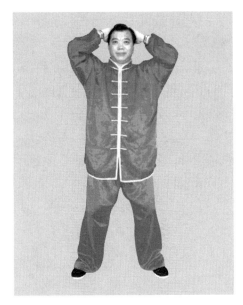

图14

神归动作：双手合掌，十指向上，放于两乳中间的膻中穴（图15），口念"神归"24遍。

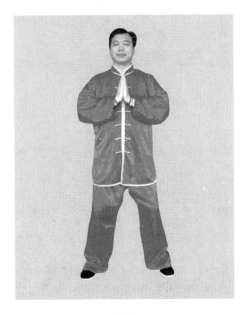

图15

（三）选配功法

可以选择：第一步站功中第二节调胃强脾，第三节强心调小肠，第五节调心包、三焦、利胆，第七节气通周身；第二步坐功中第二节胃通脾自安，第三节心安小肠通，第五节心包、三焦、胆囊通，第七节阴阳得平衡；第三步卧功中第一节洗肺浴大肠，第二节浴胃洗脾，第五节浴心包、三焦、胆囊，第七节洗浴周身；第四步行功中第一节肺行大肠得一清，第二节胃气行脾得一宁，第七节天人合一得长生。

亦可完整地修炼长寿功法第一步站功、第二步坐功、第三步卧功、第四步行功，还可以选择此四步功中任何一节修炼。专门修炼长寿自疗功法也行，最好能够完整地修炼效果更好。可以配合光盘（DVD）教学片准确练功。

（四）选配穴位

中脘穴、巨阙穴、脾俞穴、胃俞穴、不容穴、膻中穴、涌泉穴等。
穴位的位置：见长寿功法点穴按摩图、经络图。

（五）辨证施食

1. 津亏热结
症状：吞咽梗涩而痛，固体食物难入，汤水可下，形体逐渐消瘦，口干咽燥，大便干结，五心烦热，舌质红干或带裂纹，脉弦细数。
治则：滋养津液，散结清热。
选方：
鹅血饮
鲜鹅血 10 毫升。取大鹅 1 只，用针管抽取鹅翅下血，趁热徐徐饮服，若觉味酸，亦可酌加白糖调味饮服。每日服食 1 次，每次 10 毫升，连续服用 7～10 日。本方有和胃降逆、解毒散结之功。此为治疗食道癌之经验方。

斑蝥蒸鸡蛋

斑蝥 7 只（去头、足、翅），鸡蛋 1 个，湿棉纸少许。将鸡蛋打破一小口，装入去头、足、翅之斑蝥，用湿棉纸封好口，放入蒸笼内蒸熟，取出后揭去湿棉纸，去斑蝥后即成。于每日清晨空腹食米饭和鸡蛋。但斑蝥有毒，须在医师指导下使用。据《医宗金鉴》记载，服本方后会出现米泔样或脂样小便。这是药物除恶物的表现，如果大小便不适时就服琥珀散 2~3 贴催之并延医诊治。

附：

琥珀散

琥珀、黄芩、白茯苓、乌药、车前子、瞿麦、茵陈、石苇、紫草、白茅根、连翘各等份。共研极细末，每次服 10 克，用灯芯汤送服，可不拘时服。

抗癌膏

鸡内金 12 克，蜈蚣 5 条，全蝎 6 克，半枝莲 60 克，夏枯草 30 克，白茅根 25 克，白花蛇舌草 35 克，紫草根 30 克，沙参 15 克，旋覆花 15 克，法半夏 10 克，大枣 7 枚（去核），蜂蜜 12 克。除蜂蜜外其他诸药一并置于砂锅中，加清水适量煎煮，煮沸约 40 分钟后，过滤去渣取汁，再将汁液中加入蜂蜜小火熬成膏，装瓶备用。每次服用 1 汤匙，日服 3 次，连续服用 7~10 剂。本方有滋阴清热、软坚散结、化痰解毒之功。

羊奶鸡蛋饮

鲜羊奶 250 克，冰糖 50 克，鸡蛋 2 个。将锅中加少许清水煮溶冰糖，倒入羊奶再煮沸，打入鸡蛋搅匀，再煮至熟后即可食用。每日 1 剂，连服 5~7 剂。本方有滋养津液、益虚健体之功。

红米芦根粥

鲜芦根 30 克、红米 50 克。将鲜芦根洗净，切成小段，置砂锅中，加水适量煎煮，煮沸约 20 分钟后，过滤去渣取汁备用。红米洗净，放锅中，加适量水煮粥，先用武火烧沸后，再改用文火慢煮，至粥熟后倒入药汁，再稍煮即成。每日 1 剂，一次食完，连续服食 5~7 剂。本方有清热生津、健脾益气之功。

菱苡诃子粥

菱角 12 克，薏苡仁 5 克，诃子 10 克，大米 60 克。将菱角、薏苡仁、诃子三味中药焙干，研成细末备用。大米洗净，加清水适量煮粥，先用武火烧沸后，再用文火慢煮，煮成稀粥后，冲服药末。每日服 10~20 克药末，连续服食 7~10 剂。本方有利湿清热、益胃和中之功。

猪油炒苦瓜

苦瓜 250 克，猪油适量，生姜 6 克，食盐、大蒜、葱段、酱油、味精各适量。将苦瓜去籽、洗净、切成丝，生姜切成末。锅中放猪油烧热后，倒入苦瓜丝，加入食盐、姜末、大蒜等翻炒，至熟时，加入味精、葱段等调味品即成。可佐餐服食。每日 1 剂，分 2 次食完，连续服食 5~7 剂。本方有清热解毒、润脾滋阴之功。

黄瓜片炒蛋

小黄瓜 3 条，鸡蛋 4 个，生姜 6 克，食盐、大蒜、食油、味精各适量。将鸡蛋打入碗中，放入少许食盐，用筷子打匀；小黄瓜洗净、切片，生姜洗净、切末，拌入打好的鸡蛋内备用。将锅内放入食油，烧至八成热时，倒入鸡蛋，用锅铲进行翻炒，至八分熟时（成形）加入黄瓜片，待黄瓜片变成绿色时，放入味精、少许食盐，翻炒几下即可出锅食用。可佐餐服食。每日 1 剂，分 2 次食完，连续服食 3~5 剂。本方有清热解毒、生津止渴之功。

2. 淤血内结

症状：胸膈疼痛，食不得下而复吐出，甚至水饮难下，大便坚如羊屎，或吐出物如赤豆汁，面色晦暗，形体消瘦，肌肤枯燥，舌红少津或带青紫，脉细涩。

治则：滋阴养血，破结行淤。

选方：

五汁安中饮

梨汁 15 克，藕汁 12 克，韭菜汁 5 克，生姜汁 6 克，牛奶 250 克。以上五汁和匀，放碗中炖沸至冷后饮用。每日 1 剂，分 3 次饮完，连续饮服 5~7 剂。本方有活血化淤、养胃生津、和中降逆之功。

鸡蛋三七汤

鸡蛋 1 个，三七末 3 克，藕汁适量，陈酒少许。将鸡蛋打入碗内，加入三七末、藕汁、陈酒一并调匀，放锅中隔水炖至熟后，即可食用。每日 1 剂，一次食完，连续服食 5~7 剂。本方有活血化淤、养胃生津之功。

百合三七炖兔肉

百合 40 克，田三七 10 克，兔肉 250 克，生姜 10 克，食盐、大蒜、酱油、葱段、味精各适量。将田三七用清水浸润至软后切片，兔肉去筋膜、洗净、切片，生姜洗净、切片。三物一并放入砂锅中，加清水适量炖煮，小火炖至熟烂后，加入调味品调味，食兔肉饮汤。每日 1 剂，分 2 次服食，连续服食 5~7 剂。本方有活血化淤、滋阴养血之功。

河车蟾药丸

紫河车粉 4 克，干蟾蜍粉 0.3 克，山药粉 10 克，蜂蜜 30 克。将上方炼蜜为丸如绿豆大，每次 4 粒，日服 3 次，连续服用 5~7 剂。本方有养阴润燥、攻毒消肿、健脾益气之功。

蟾蜍丸

蟾蜍 100 克，面粉适量，雄黄 5 分。将蟾蜍晒干后烤酥研成细末，过筛，和面粉糊做成黄豆粒大的小丸。面粉与蟾蜍粉之比为 1:3。每 100 丸用雄黄 5 分为衣。成人每次 5~7 丸，日服 3 次，饭后温开水送服。不可过量，若过量可有恶心、头晕之感。本方对控制症状、消除癌肿有一定疗效。

桃仁粥

桃仁 10 克，粳米 60 克，红糖适量。将桃仁去皮、尖，焙干研成末。粳米洗净，置锅中，加清水适量煮粥，先用武火烧沸后，再改用文火慢煮，煮成稀粥，至熟后，调入桃仁末与红糖，再稍煮即成，趁热服食。每日 1 剂，分 2 次食完，连续服食 5~7 剂。本方有活血化淤、健脾益气之功。

桃仁烧丝瓜

桃仁 15 克，鲜丝瓜 200 克，生姜 6 克，食盐、淀粉、白糖、鸡汤、味精各适量。将桃仁用开水泡发后去皮，鲜丝瓜洗净、去皮、切片，生姜洗净、切末。锅中放油烧热后，投入姜末炝锅，然后放入桃仁和鲜丝瓜翻炒，加入食盐、糖、鸡汤、味精等，煮至熟后，加水淀粉勾芡，淋入鸡汤，煮沸即成。每日 1 剂，分 2 次食完，连续服食 5~7 剂。本方有清热利湿、补虚健体之功。

莲藕桃仁汤

莲藕 250 克，桃仁 10 克，白糖 25 克。将鲜莲藕洗净、去皮、切片，桃仁用清水浸软后去皮、尖。二物一并置砂锅中加适量水同煮，至熟烂后，加入白糖调味即可，食藕饮汤。每日 1 剂，分 2 次食完，连续服食 5~7 剂。本方有破淤生血、理气止痛之功。

3. 气虚阳微

症状：长期饮食不下，面色苍白，倦怠乏力，精神疲惫，消瘦气短，畏寒肢冷，泛吐清涎，面浮，足肿，腹胀，舌质淡，苔薄白，脉细弱。

治则：温补脾肾，兼以散结。

选方：

参龙六汁膏

人参 30 克，龙眼肉 25 克，人乳 60 毫升，牛奶 200 毫升，芦根汁 50 毫升，甘蔗汁 60 毫升，鸭梨汁 50 毫升，生姜汁 10 毫升，蜂蜜适量。将上方慢火煎熬成膏，冷却后装瓶备用。可不拘时频频饮服，连续服用 5~7 剂。本方有益气养血、滋阴清热、和胃降逆之功。

猪肚菱诃粥

猪肚 500 克，菱角米 15 克，苡仁米 15 克，诃子 12 克，生姜 9 克，食盐、米汤适量。将猪肚翻洗干净、切片，与生姜、食盐一并置于砂锅中，加清水适量炖煮。菱角米、苡仁米、诃子三味焙干研末，用米汤调匀，纳入猪肚汤中一并煮熟后即可服食。每日 1 剂，分 3 次温热服食，连续服食 5~7 剂。本方有补益脾胃、益虚健体之功。

黄芪枸杞炖甲鱼

黄芪 50 克，枸杞子 30 克，甲鱼 500 克，生姜 10 克，醋、食盐、酱油、葱段、味精各适量。将黄芪用清水浸润切片布包，枸杞子洗净，甲鱼去内脏后切块，生姜洗净、切片。上物一并放砂锅中，加清水适量炖煮，用武火烧沸后改用文火慢煮，至熟烂后去药包，调味即可，食甲鱼饮汤。隔日 1 剂，分 2 次食完，连续服食 3~5 剂。本方有补益脾肾、益气养阴之功。

牛奶韭菜汁

鲜韭菜 60 克，牛奶 100 毫升。将韭菜洗净，用开水泡过后切成段，捣烂取汁备用。将韭菜汁 10 毫升用牛奶 50 毫升调匀，趁热缓缓咽下，一日可服数次。每日 1 剂，连服 3~5 剂。本方有散淤化痰、温养胃气、开胃降逆之功。

地黄韭菜丸

鲜韭菜 500 克，干地黄 250 克。将韭菜择洗干净，切段，捣烂，绞取汁液；干地黄浸于韭菜汁液中，用日晒或以小火慢煮至汁干后，捣烂为丸，每丸约 3 克。早晚各服 1 次，每次服 2 丸，温开水或米汤送服，连续服食 3~5 剂。本方有补肾养血、化淤止痛之功。

芸薹蜂蜜液

油菜薹 100 克，蜂蜜适量。将油菜薹洗净，切碎，捣烂，绞取汁液，在汁液中兑入适量蜂蜜，煮沸候冷，装瓶备用。每日服 3 次，每次 1~2 汤匙，用米汤冲服，连续服用 3~5 剂。本方有活血散血、化淤止痛之功。

参芪鹅肉汤

人参 30 克，黄芪 25 克，鹅 1 只（约 1500 克），枸杞子 35 克，大枣 10 枚，生姜 15 克，料酒 12 克，食盐、大蒜、酱油、胡椒粉、葱段、味精各适量。将鹅杀后去毛及肠杂，洗净待用；人参、黄芪水浸后，切成片；大枣去核；生姜洗净切片。上方一并装入鹅腹内以线缝合，置砂锅中，加入食盐和适量清水，用武火烧沸后，再用文火慢煮，煨炖至熟烂后，取出药物，加入调味品调味后即可，食肉饮汤。每隔 2 日 1 剂，连续服食 3~5 剂。本方有补脾益胃、益气养阴、补虚健体之功。

（六）膳食宜忌

食道癌患者饮食应顾护脾胃，加强营养，食用具有健脾、理气、散结之功的食物，如山药、扁豆、陈皮、海带、鹅血、鸭血、蘑菇等。宜软食，不宜太烫或太冷。忌烟、酒、辛辣、燥腥等刺激食物。

（七）选配食疗

瓜蒌散

组成：瓜蒌 2 个，明矾 1 块（如枣大），萝卜适量。

用法：将明矾放入瓜蒌内，烧煅存性，研末备用。萝卜煮汤，烂熟为度。用萝卜蘸药末食用，食前饮萝卜汤，1 日内服尽。

功效：降气化痰，解毒抗癌。

主治：食管癌，痰阻气滞，饮食梗噎不下，胸闷气喘，呼吸不畅。

附注：萝卜含酶、木质素、维生素 C、吲哚等多种抗癌成分，能提高巨噬细胞的吞噬能力，保持细胞间基质结构完整性，抑制肿瘤细胞生长，防止细胞发生突变。

胡椒半夏散

组成：白胡椒、姜半夏等量。

用法：以上二味研末备用。每次服 2 克，温开水送下，日服 2~3 次。

功效：开胸散结，化痰止吐。

主治：食管癌，呕吐严重。

黄雌鸡索饼

组成：黄雌鸡肉 100 克，面粉 250 克，桂末 3 克，茯苓 30 克。

用法：将黄雌鸡肉切碎，略用油炒，作馅；桂末、茯苓末和面粉和在一起，与鸡肉制成索饼，煮熟。每日 1 次，每次适量，连服数日。

功效：温中益气，填精补髓。

主治：食管癌，脾胃虚弱，饮食不下，咽喉堵塞，瘦弱无力。

陈仓米糊

组成：陈仓米 150 克，沉香 15 克。

用法：将米焙干研末，与沉香末和匀，沸水冲为糊。每日 3 次，每次 10 克，空腹食用。

功效：和胃降逆。

主治：食管癌，反胃呕吐。

苏蜜汤

组成：紫苏 60 克，白蜜、姜汁各 15 克。

用法：白蜜与姜汁和匀，与紫苏微火加水煎沸，浓缩。每次 1 匙，空腹慢慢服用。

功效：补虚润燥，降逆止呕。

主治：食管癌，气逆呕吐，饮食不通。

桂心粥方

组成：桂心 10 克，赤茯苓 30 克，桑根白皮 60 克，粳米 60 克。

用法：先将前三味捣碎，加水 1500 毫升煎煮，去渣取汁 1000 毫升，再下粳米，煮成粥。每日 3 次服食。

功效：开结消炎。

主治：食管癌，胸膈痰气壅结，饮食不下，如似梗噎。

麦昆煎

组成：昆布 60 克，小麦 16 克。

用法：以上二味水煎，麦熟去渣。随时服 50 毫升，并口中常含昆布 2 ~ 3 片，咽津。

功效：软坚散结，益气和胃。

主治：食管癌，反胃，膈食不下。

乌鸡地黄方

组成：雌乌鸡 1 只，生地黄 500 克，饴糖 500 毫升。

用法：乌鸡去毛及内脏，生地切碎，与饴糖一起放入鸡腹中，扎紧鸡腹，放入蒸碗中，再入锅中蒸至鸡烂熟取出。食肉饮汁，每日 3 次，勿食盐。

功效：滋阴养血，益气扶正。

主治：食管癌，膈气噎食，反胃吐逆，羸瘦焦枯，饮食不下。

菱苡诃子粥

组成：菱角米、薏苡仁、诃子各 10 克，米汤适量。

用法：将以上三味研末，于 1 日内分 2 次用米汤调服。

功效：益胃止呕。

主治：食道癌，脾胃虚弱，胃气失和，胸脘不适，食入即吐，形体消瘦，疲倦乏力，大便溏泻等。

复方韭汁汤

组成：韭菜汁 60 克，牛乳 20 克，生姜 15 克，竹沥 30 克，童便适量。

用法：以上汁液混合入炖盅内，隔水炖煮几沸，待温频饮，连续饮用数日。

功效：生津润燥，下气化痰。

主治：食管癌，噎嗝日久，津伤内燥，饮食涩滞不下，大便干结。

阿胶炖肉

组成：阿胶 6 克，瘦猪肉 100 克。

用法：猪肉洗净、切块，加水炖煮，熟后加入阿胶溶化，稍加食盐调味，饮汤食肉。

功效：补血活血，滋阴润燥。

主治：食管癌，阴血亏虚，面白唇淡，身体消瘦等。

鸡金菠菜

组成：嫩菠菜 250 克，鸡肉 50 克，鸡内金 15 克，鸡蛋 2 枚，新鲜月季花 10 克。

用法：鸡肉去白筋，与月季花共同剁成泥，加入鸡内金粉、蛋清、淀粉、味精、料酒、盐、猪油和白汤搅成稀面糊，菠菜去老叶，放在稀面糊内叠匀，逐棵排在抹猪油的盘上。上笼蒸至微见热气取出，呈圆形装到另一个盘内。然后在锅内放入猪油，下葱姜末及白汤，加入味精、料酒和盐炖煮，待汤汁呈乳白色时勾芡，浇在菠菜上，撒上火腿茸，即可食用。

功效：开胃降逆，活血通脉。

主治：食管癌、胃癌、肠癌等引起的呃逆、呕吐、食欲不振、大便不畅等。

十二、自疗病毒性肝炎

（一）病因病理

病毒性肝炎是由肝炎病毒引起的消化道急性传染病。从病原性分类，至少可分甲型、乙型、非甲非乙型、丙型等几型；临床分型则可分为急性、慢性、重症和淤胆型肝炎等四型。本病主要通过经口接触传染，乙型肝炎多因输入带有病毒的血液或血制品而传染。本病以食欲减退、恶心、上腹部不适、肝区疼痛、乏力等为主要临床表现，部分病人可有黄疸和发热，多数肝脏肿大，有压痛，伴有不同程度的肝功能损害。

本病属中医"黄疸"、"胁痛"等范畴，多由于湿热郁结、肝脾失调、气滞血淤所致。故此，修炼长寿功系列功法时应辨证选练，单练此针对性自疗功法效果亦很理想。

（二）自疗功法

预备姿势：两脚分开，与肩同宽，脚尖朝前，平放地上，头正身直，百会朝天，挺胸收腹，沉肩垂肘，两膝微屈，膝盖与脚尖相齐，舌抵上腭，唇齿轻合，双目垂帘或轻闭（高血压者留视线），两掌自然下垂，掌心向内，十指向下，掌指微微分开（图1）。

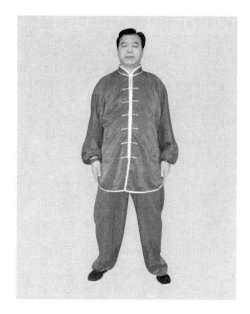

图1

意想：从头顶百会穴顺身体向下到两掌内劳宫穴，再顺全身向下到两脚涌泉穴，全身放松七遍。

松—松—松—松—松—松—松

再从头顶百会穴顺身体向下到两掌内劳宫穴，再顺全身向下到两脚涌泉穴，全身通七遍。

通—通—通—通—通—通—通

做到：全身放松，高度入静，物我两忘。

练功姿势：将右掌置于促进阴阳平衡的神阙穴，掌指向左，左掌内劳宫穴对压住右掌的外劳宫穴，掌指向右（图2）。

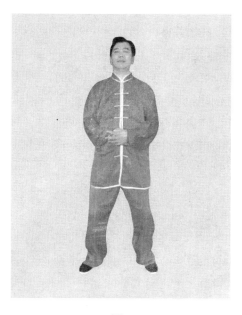

图2

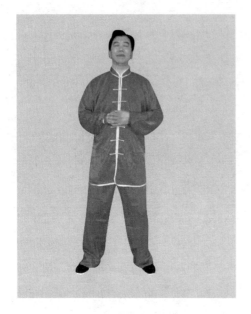

图 3

吸气时两掌同时向上运行到胃部时，右掌指向左，左掌指向右（图3）。

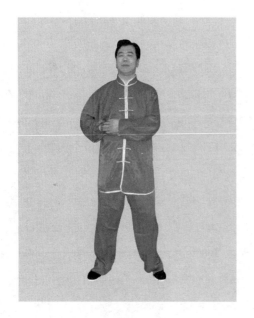

图 4

接着两掌再同时向右上方运行到肝脏的下端贴紧，右掌指向左，左掌指向右（图4）。

然后两掌同时向右上方运行到肝
脏的右侧时，右掌指向左，左掌指向
右（图5）。

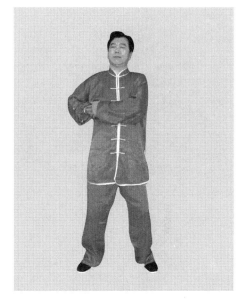

图5

而后两掌同时向左上方运行到肝
脏的上端时，右掌指向左，左掌指向
右（图6）。

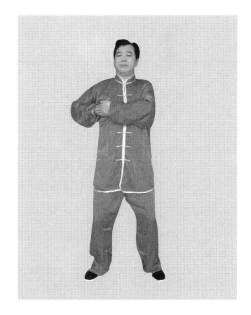

图6

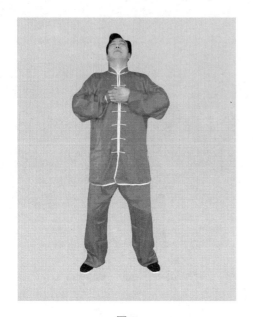

图7

接着两掌同时向左运行到两乳中间的膻中穴贴紧，右掌指向左，左掌指向右，挺胸收腹，头微后仰，将气吸满（图7）。

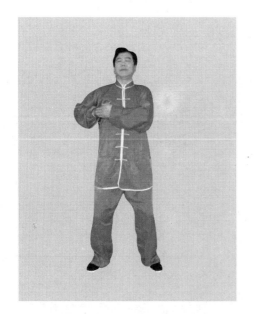

图8

呼气时两掌同时向右运行到肝脏的上端时，左掌指向右，右掌指向左（图8）。

接着两掌同时向右下方运行到肝脏右侧时，右掌指向左，左掌指向右（图 9）。

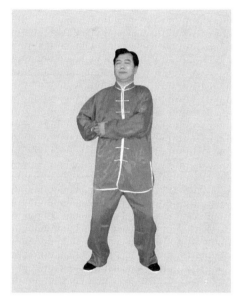

图 9

然后两掌同时向左下方运行到肝脏的下端时，右掌指向左，左掌指向右（图 10）。

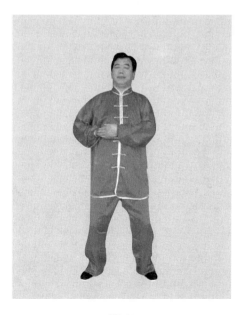

图 10

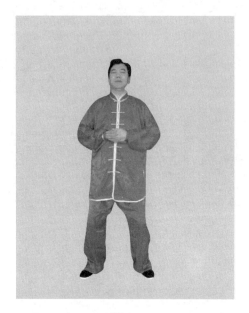

图 11

而后两掌同时向左上方运行到胃部时，右掌指向左，左掌指向右（图 11）。

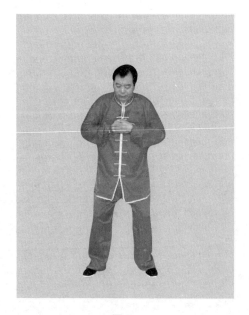

图 12

接着两掌同时向上运行到两乳中间的膻中穴贴紧，右掌指向左，左掌指向右，含胸拔背，将气呼出（图12）。循环做。

意念活动：吸气时意想日精月华之气经两掌及呼吸系统进入体内，肝脏和胆囊的经气正常运行，全身放松，肝脏开放，经络通畅，真气在体内运行。

呼气时意想肝脏及全身病浊之气经呼气从全身毛孔随汗液排出体外，肝脏的炎症消失，肝脏软化，肝脏的疼痛消失，五心畅通。

呼吸要求：吸气时用鼻吸气，要细、匀、深、长、缓。呼气时用口呼气，要细、匀、深、长、缓。

手指颤动要求：要保持十指在整个做功过程中的颤动。

练功时间要求：单练此功 24～49 分钟。

解功动作：抖身 49 次，抖起（图 13）。

落地（图 14）。

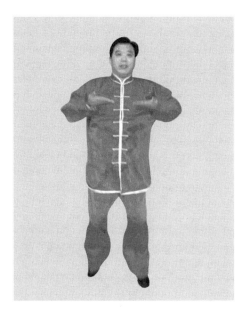

图 13

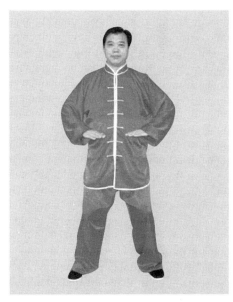

图 14

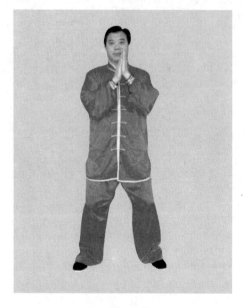

图 15

收功动作：搓手（图 15），搓热为宜。

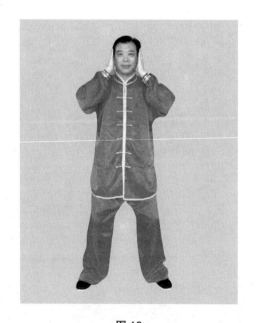

图 16

洗面（图 16），洗热为宜。

梳头（图17），十指向后。

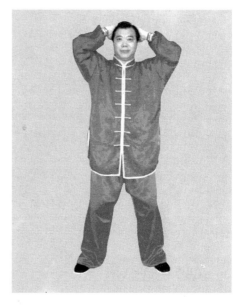

图17

神归动作：双手合掌，十指向上，放于两乳中间的膻中穴（图18），口念"神归"24遍。

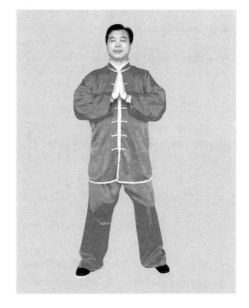

图18

（三）选配功法

可以选择：第一步站功中第二节调胃强脾，第六节强肝明目，第七节气通周身；第二步坐功中第二节胃通脾自安，第六节肝安目自慧，第七节阴阳得平衡；第三步卧功中第二节浴胃洗脾，第六节洗肝浴目，第七节洗浴周身；第四步行功中第五节心包、三焦、胆囊得一行，第六节肝经主目得一明，第七节天人合一得长生。

亦可完整地修炼长寿功法第一步站功、第二步坐功、第三步卧功、第四步行功，还可以选择此四步功中任何一节修炼。专门修炼长寿自疗功法也行，最好能够完整地修炼效果更好。可配合光盘（DVD）教学片准确练功。

（四）选配穴位

肝俞穴、胆俞穴、章门穴、足三里穴、太冲穴、中脘穴、阳陵泉穴、水分穴、期门穴等。

穴位的位置：见长寿功法点穴按摩图、经络图。

（五）辨证施食

1. 湿热熏蒸

症状：面目周身俱黄，如橘子色，烦热脘闷，纳呆呕吐，口苦而干，胁痛腹胀，倦怠无力，或皮肤瘙痒，小便黄赤，大便秘结，苔黄腻，脉弦滑数或懦数。

治则：清利湿热。

选方：

黄花菜根汤

鲜黄花菜根 30 克，水煎服用。

栀子仁粥

栀子仁 3~5 克，粳米 30~60 克。将栀子仁碾成细末，粳米煮为稀粥，待粥将成时调入栀子末稍煮即成。每日分 2 次食用。亦可先煎栀子仁，取汁去渣，再以药汁煮粥。

黄瓜方

黄瓜皮水煎服 1 日 3 次。或黄瓜根捣烂取汁，每日早晨服 1 杯。

泥鳅汆豆腐

鲜豆腐 100 克，泥鳅 250 克，玉米须（布包）30 克。将泥鳅放入盆中养，1~2 天后取出，以活泥鳅与玉米须、豆腐共放砂锅中，加水适量煎煮，待烂熟后调味服食，每日 1 次，连服数天。

鸡骨草猪瘦肉汤

鸡骨草 60 克，猪瘦肉 100 克，加水适量，煮 2~3 小时后，去渣调味服食。每日 1 次，连服数天。鲜牛、羊、鸡、鸭肉均可代替猪瘦肉。

天基黄鸡蛋汤

天基黄（地耳草）60 克，鸡蛋 2 个。同煮，蛋熟后去壳，再放入汤中煮片刻，喝汤吃蛋。1 日 1 次，连服 5~7 日。

虎茵汤

虎杖 12 克，茵陈 15 克，大枣 15 克。水煎取汁，代茶饮。

西瓜皮赤小豆汤

西瓜皮、赤小豆、茅根各 50 克，水煎服。每日 1 次，连服 5~7 天。

2. 肝气郁滞

症状：胁肋胀痛，脘痞腹胀，恶心嗳气，纳食不香，苔薄，舌质淡红，脉弦。

治则：疏肝理气。

选方：

橘饼鸡蛋基黄汤

橘饼 30 克，鸡蛋 2 个，鲜田基黄 250 克（干品 100 克）。同入砂锅煮熟，去蛋壳后再煮片刻，使 2 碗水煎成 1 碗，喝汤食蛋及橘饼。每天 1 次，连服10~15 天。

芹菜方

鲜芹菜 100~150 克，萝卜 100 克，鲜车前草 30 克，蜂蜜适量。将芹菜、萝卜、车前草洗净捣烂取汁，加蜂蜜炖沸后温服。每天 1 次，疗程不限。

五味子红枣饮

五味子9克，红枣10枚，金橘30克，冰糖适量。加水共炖，去渣饮水。每天1剂，分2次服，连服10～15天。

柚皮醪糟

柚子皮（去白）、川芎、青木香各等份，醪糟、红糖各适量。将三药捣末，过筛，每次煮红糖醪糟1小碗，对入药末3～6克，趁热食用，每日2次。

青皮麦芽饮

青皮10克，生麦芽30克。加水适量，武火烧沸，改用火文熬30分钟，停火，滤去药渣即成。

梅花粥

白梅花3～5克，粳米50～100克。先煮粳米为粥，待粥将成时，加入白梅花，同煮二三沸即可。

3. 湿邪困脾

症状：胁痛，脘闷腹胀，恶心呕吐，胃纳不佳，口淡不欲饮，身重便溏，苔白腻，脉濡。

治则：化湿健脾。

选方：

黄芪灵芝炖猪肉

黄芪15克，灵芝9克，猪瘦肉100克。加水适量同煮汤，去药渣调味后饮汤食肉。每天1次，连服10～15天。

鸡骨草炖猪肉

鸡骨草30克（摘除全部豆芽），大枣8枚，猪瘦肉100克，加水煎煮，去药渣调味后饮汤食用。每天1次，连服15～20天。

赤小豆花生牛肉汤

牛肉250克，赤小豆200克，花生仁150克，大蒜100克。混合加水煮至烂熟，空腹温服，分2天服完，连服20～30天。

泥鳅方

泥鳅数条。把泥鳅洗净去肠杂放烘箱内烘干（100℃为宜），研为粉末入瓶备用。每次10克，每天3次，饭后开水送服，连服15～20天。

垂盆草饮

垂盆草 100 克，满天星 50 克，蜂蜜适量。将二药洗净捣烂取汁，冲蜂蜜服食。每日 2 次，10 日为 1 疗程。

鳖蜜散

鳖（又名甲鱼、团鱼）1 个，蜂蜜若干（质量按 2:1 配方）。将鳖放锅内，用文火烘干后，将蜂蜜涂于上边，待干后，研末装瓶备用。每日 3 次，每次 10 克，温开水送服。

赤小豆花生大枣方

赤小豆 60 克，花生仁连衣 30 克，红枣 10 枚，红糖 50 克。赤小豆、花生仁洗净后放入锅内，加水 2000 毫升小火慢炖 1 个半小时，再放入红枣、红糖，继续炖半个小时，至食物酥烂，离火即可食用。可作早餐或点心吃，每次 1 小碗，1 日分 2 次。

酸枣汤

酸枣 30 克，加水适量，煎煮 1 小时，去渣吃枣喝汤，每日 1 剂。

4. 气滞血淤

症状：胁肋胀痛或刺痛，走窜或定着不移，面色晦暗，食欲不振，脘腹胀，嗳气，或肝脾肿大，舌质暗淡或有淤斑，苔薄，脉弦涩。

治则：疏肝健脾，活血化淤。

选方：

二楂饮

山楂、布楂叶各 15 克，蜂蜜适量。将山楂与布楂叶煎水，用蜂蜜冲服。每天 1 剂，连服 7~10 天。

紫草汤

紫草 30 克。加水适量，煎煮 2 次，每次煮沸 30 分钟，过滤，合并 2 次滤液，每次 1 剂，分 2 次服。

大叶紫珠煮鸡蛋

大叶紫珠 200 克（干品减半），鸡蛋 4 个。同放砂锅加水煎煮，蛋熟去壳再煮数小时，使蛋色发黑。每天 2 次，每次吃蛋 2 个，连服鸡蛋 100 个为 1 疗程。

豆浆饮

淡豆浆 1 碗，蜂蜜 1 匙，白糖少许。一起倒入小钢精锅内，烧沸后立即离火。作早餐，配其他点心吃。

丹参田鸡汤

丹参 15 克，田鸡（青蛙）250 克。将田鸡去皮洗净，加水同丹参同炖，熟后调味，饮汤食田鸡。每天 1 次，连服 10~15 天。

鸡骨草猪肝汤

猪肝 250 克，鸡骨草 100 克。将猪肝洗净和鸡骨草一同加水炖煮熟后，去药渣，食肝饮汤。早晚各食 1 次，分 2~3 次食完，1 个月为 1 疗程。

赤小豆鲤鱼汤

赤小豆 500 克，活鲤鱼 1 条（500 克以上），玫瑰花 15 克。将鲤鱼去肠杂，与其他两味共煮至烂熟，去花调味，分 2~3 次服食。每天或隔天服 1 剂，服用剂数视病情酌定。

甲鱼方

甲鱼 1 只（200~300 克），生姜 3 片，细盐、黄酒适量。甲鱼活杀，先用水泡，擦去膜，剖腹，留肝及腹蛋，去肠杂，洗净滤干。将甲鱼置于瓷盆中，背朝下，腹朝上，腹腔内放入生姜片，撒上细盐，淋上黄酒，旺火隔水蒸 30~40 分钟。作点心空腹食，也可佐餐食，但须热食。

5. 肝肾阴虚

症状：胁痛隐隐，低热，腰酸，口干苦而燥，手足心热，头晕目胀，耳鸣，苔少或无苔，舌质红，边尖有红刺，脉弦细数。

治则：滋补肝肾。

选方：

枸杞子山药鳖方

鳖 1 只（去脏、头），枸杞子 50 克，淮山药 50 克，女贞子 15 克，熟地 15 克，陈皮 9 克。共煮汤，去药渣，调味，饮汤食鳖。每天分 2 次服食，连服 7~10 天。

首乌大枣鸡蛋方

首乌 20 克，大枣 10 枚，鸡蛋 2 个。加水适量同煮，蛋熟去壳后再煮，将水煎至 1 碗，去药渣调味，饮汤食蛋。每天 1 次，连服 15~20 天。

海龟板膏

海龟板数个，陈皮9克，红糖适量。将海龟板加水煮成胶质，装瓶备用。每天1~2汤匙，加红糖适量，用煎好的陈皮水冲服。每天2~3次，连服15~20天。

枸杞大枣鸡蛋方

枸杞子20克，大枣8枚，鸡蛋2个。共煮汤，蛋熟去壳再煮片刻，调味饮汤食蛋。每天或隔天1次，连服20~30天。

蒸带鱼女贞子

鲜带鱼洗净，去内脏及头腮，切断，蒸熟后去上层之油与女贞子混合加水蒸之，20分钟后取汁服用。

青笋炒鸡丁

仔公鸡胸脯肉250克，青笋50克，枸杞12克，湿淀粉9克，绍酒、醋、酱油、葱适量。鸡胸肉切丁加精盐及湿淀粉拌匀，青笋切丁，枸杞用温水洗净晾凉，醋、酱油、湿淀粉兑成滋汁待用。烧锅置旺火上，下菜油烧至六成热，下鸡丁炒散，加绍酒、青笋炒匀，再烹入滋汁炒匀，撒入葱花、枸杞炒匀起锅入盘即成。

仙人粥

制何首乌30~60克，粳米100克，红枣30~50枚，红糖适量。将制何首乌煎取浓汁去渣，同粳米、红枣同入砂锅煮粥，粥将成时放入红糖或冰糖少许调味，再煮一二沸即可。

山萸肉粥

山萸肉15~20克，粳米100克，白糖适量。先将山萸肉洗净、去核，与粳米同入砂锅煮粥，待粥将熟时调入白糖稍煮即可。

（六）膳食宜忌

饮食宜"三高一低"，即高维生素、高热量、高蛋白质，低脂肪。急性期还宜饮食清淡，不必勉强食补。饮食要适量定时，即使适合患者食量、营养丰富，也要适度恒定，千万不可忽高忽低。必须充分保证含维生素、纤维素的食物，保证大便通畅。严禁饮酒，尽量减少吸烟，控制脂肪摄入，避免辛辣刺激性食物。严重黄疸病人应限制脂肪及过量的蛋白质摄入。

十三、自疗肝硬化

(一) 病因病理

肝硬化是一种以肝脏损害为主要表现的慢性全身性疾病，是各种致病因素持久或反复地损害肝脏组织，引起肝细胞变性、坏死、再生和纤维组织增生等一系列病理变化，使肝质地变硬。其主要临床表现为由肝功能减退和门静脉高压所引起的系列症状和特征，在临床上分成早期（即肝功能代偿期）和晚期（即肝功能失代偿期）两个阶段。

本病属中医的"胁痛"、"积聚"、"鼓胀"等范畴，多以肝、脾、肾致病，由气滞、血淤、水蓄而成。治疗上应以行气、化淤、消水治其标，以调强肝、脾、肾治其本。故此，应辨证选练长寿功系列功法，亦可单练此针对性自疗功法，以得早日康复。

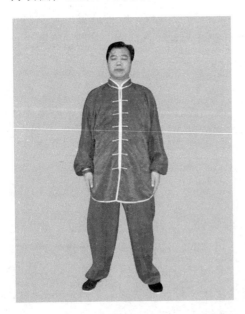

图 1

(二) 自疗功法

预备姿势： 两脚分开，与肩同宽，脚尖朝前，平放地上，头正身直，百会朝天，挺胸收腹，沉肩垂肘，两膝微屈，膝盖与脚尖相齐，舌抵上腭，唇齿轻合，双目垂帘或轻闭（高血压者留视线），两掌自然下垂，掌心向内，十指向下，掌指微微分开（图1）。

意想：从头顶百会穴顺身体向下到两掌内劳宫穴，再顺全身向下到两脚涌泉穴，全身放松七遍。

松—松—松—松—松—松—松

再从头顶百会穴顺身体向下到两掌内劳宫穴，再顺全身向下到两脚涌泉穴，全身通七遍。

通—通—通—通—通—通—通

做到：全身放松，高度入静，物我两忘。

练功姿势：将左掌置于通五脏的神阙穴（肚脐）左侧，掌指向右，掌心向内（图2）。

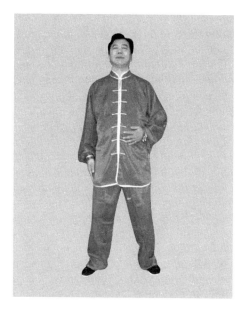

图2

将右掌置于神阙穴的右侧，掌心向内，掌指向左（图3）。

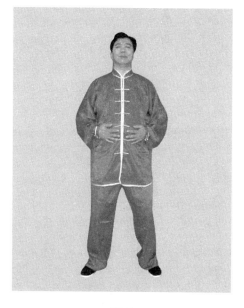

图3

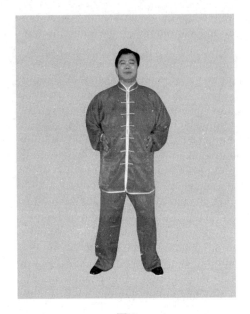

图 4

　　吸气时两掌同时从神阙穴向两侧运行至腰两侧时，左掌内劳宫穴对住左腰眼，掌指向前，右掌内劳宫穴对住右腰眼，掌指向前（图 4）。

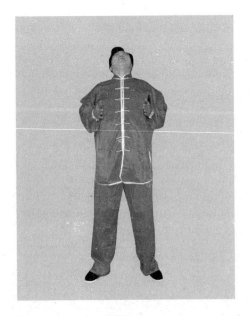

图 5

　　接着两掌同时从腰两侧向上运行到与膻中穴平行时，右掌内劳宫穴对住肝脏的外侧，左掌内劳宫穴对住心脏的外侧，掌指向前，挺胸收腹，将气吸满，头微后仰（图 5）。

呼气时两掌同时向两乳中间的膻中穴运行，右掌内劳宫对住膻中穴，掌指向左，左掌内劳宫穴对压住右掌的外劳宫穴，掌指向右（图6）。

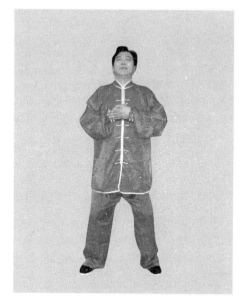

图6

接着两掌同时向下运行到胃部时，右掌指向左，左掌指向右（图7）。

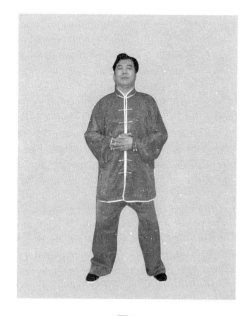

图7

161

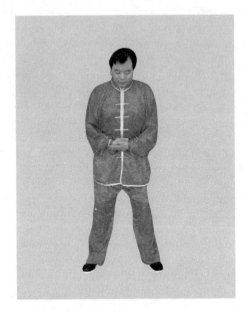

图 8

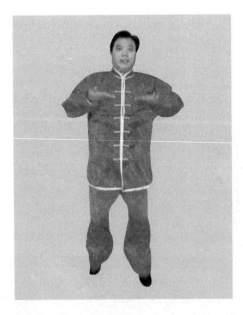

图 9

而后两掌再同时向下运行到神气之穴的神阙穴，右掌内劳宫穴压按神阙穴，掌指向左，左掌内劳宫穴压按右掌的外劳宫穴，掌指向右，含胸拔背，将气呼出（图8）。循环做。

意念活动：吸气时意想南北两极精华之气经两掌、呼吸系统进入体内，肝胆经气正常运行，胆汁充盈，全身放松，肝胆开放。

呼气时意想肝脏及全身病浊之气经呼气从全身毛孔随汗液排出体外，肝脏软化，肝脏炎症消失。

呼吸要求：吸气时用鼻吸气，要细、匀、深、长、缓。呼气时用口呼气，要细、匀、深、长、缓。

手指颤动要求：要保持十指在整个做功过程中的颤动。

练功时间要求：单练此功 24～49 分钟。

解功动作：抖身 49 次，抖起（图9）。

落地（图 10）。

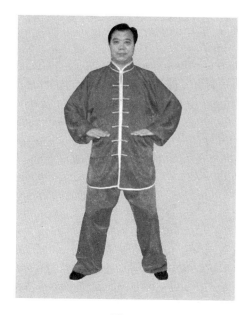

图 10

收功动作：搓手（图 11），搓热
为宜。

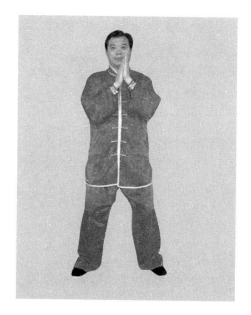

图 11

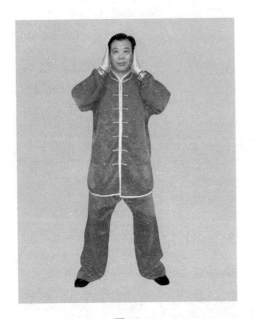

图 12

洗面（图 12），洗热为宜。

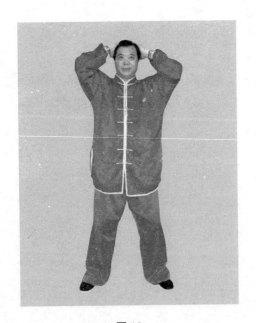

图 13

梳头（图 13），十指向后。

神归动作： 双手合掌，十指向
上，放于两乳中间的膻中穴（图
14)，口念"神归" 24 遍。

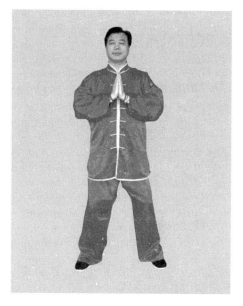

图 14

（三）选配功法

可以选择：第一步站功中第五节调心包、三焦、利胆，第六节强肝明目；
第七节气通周身；第二步坐功中第五节心包、三焦、胆囊通，第七节阴阳得平
衡；第三步卧功中第二节浴胃洗脾，第六节洗肝浴目，第七节洗浴周身；第四
步行功中第五节心包、三焦、胆囊得一行，第六节肝行主目得一明，第七节天
人合一得长生。

亦可完整地修炼长寿功法第一步站功、第二步坐功、第三步卧功、第四步
行功，还可以选择此四步功中任何一节修炼。专门修炼长寿自疗功法也行，最
好能够完整地修炼效果更好。可以配合光盘（DVD）教学片准确练功。

（四）选配穴位

阳陵泉穴、中府穴、肩井穴、期门穴、内关穴、膻中穴、支沟穴、涌
泉穴。

穴位的位置：见长寿功法点穴按摩图、经络图。

（五）辨证施食

1.代偿期

1）气滞

症状：胁肋胀痛，走窜不定，胁痛与情志有关，伴胸闷嗳气，腹胀，食欲减退，苔薄白，脉弦。

治则：理气行气。

选方：

橘皮佛手砂仁粥

砂仁 3 克，橘皮、枳壳、佛手各 6 克。水煎，滤汁去渣，加粳米 100 克及水适量，共煮成粥，1 日分 2 次服食。适应于早期肝硬化属气滞症者。

佛手玫瑰饮

佛手 9 克，玫瑰花 6 克。开水沏，代茶饮之。适应证同上。

2）血淤

症状：胁肋刺痛，痛有定处，肝脾肿大，蜘蛛痣，肝掌，舌质紫暗或有瘀斑，脉沉涩。

治则：活血化淤。

选方：

桃仁山楂陈皮粥

桃仁 9 克，陈皮 6 克，生山楂 12 克，粳米 100 克。先将桃仁、陈皮、生山楂水煎滤汁去渣，加入粳米及水适量。共煮为粥，1 日内分 2 次服。适应于早期肝硬化症属气滞血淤者。

扁豆小豆鲜藕汤

白扁豆 50 克，赤小豆 100 克，鲜藕 200 克。共煮熟服（不放油盐），常用。适应证同上。

鸡骨草猪肝汤

猪肝 250 克，鸡骨草 150 克。将猪肝洗净和鸡骨草一同加水炖煮后，去药渣，食肝饮汤，分 2~3 次用完。早晚各食 1 次，1 个月为一疗程，适应症同上。

3）脾虚

症状：倦怠乏力，纳呆食少，或有便溏，浮肿，畏寒肢冷，舌质淡胖，脉沉细无力。

治则：益气健脾。

选方：

内金猪肝鳖甲散

猪肝 200 克，醋炙鳖甲 200 克，生鸡内金 100 克。将猪肝洗净，切成薄片，置温箱中烘干，和炙鳖甲、生鸡内金共研细末。干燥处贮存，每次 6~8 克，温开水调服。1 日 3 次，半个月为 1 疗程。适用于早期肝硬化证属脾虚阴虚者。

参苓粥

人参 3~5 克（或党参 15~20 克），白茯苓 15~20 克，生姜 3~5 克，粳米 100 克。先将人参（或党参）、生姜切为薄片，把茯苓捣碎，浸泡半小时，煎取药汁，后再煎取汁，将一二煎药汁合并，分早晚两次同粳米煮粥服食。适应症为早期肝硬化脾虚者。

白术猪肚粥

白术 30 克，槟榔 10 克，猪肚 1 只，生姜适量，粳米 100 克。洗净猪肚，切成小块，同白术、槟榔、生姜煎煮取汁去渣，用汁同米煮粥，猪肚可取出蘸麻油酱佐餐。适应症同上。

4）阴虚

症状：胁肋隐痛，头晕目眩，口干燥，潮热心烦，手足心热，腰膝酸软，鼻衄牙衄，失眠多梦，舌红绛或光剥，少苔，脉细数。

治则：滋补肝肾之阴。

选方：

归杞麦冬

甲鱼 1 只，当归、枸杞子各 9 克，熟地、麦冬、女贞子、山药、陈皮各 6 克。将甲鱼宰杀开膛取出内脏洗净，将上药用纱布袋包好，然后将药袋置于甲鱼体腔内放入砂锅中，加入适量水及葱、姜等调料，文火炖烂熟，取出药袋，吃甲鱼饮汤。适用于早期肝硬化证属阴虚者。

桂圆山药甲鱼汤

桂圆肉 20 克，山药片 30 克，甲鱼 1 只（约 500 克）。先将甲鱼宰杀，洗净去肠杂，连甲带肉加水适量，与山药、桂圆清炖至烂熟，吃肉喝汤。本方对于证属阴虚者服之最宜。

桑仁粥

桑葚子 20～30 克（鲜者 30～60 克），糯米 100 克。先将桑葚浸泡片刻，洗净后与米同入砂锅煮粥，或加冰糖少许。适应症同上。

2. 失代偿期

失代偿期最突出的表现是腹水，可按鼓胀辨证施食。

1）气鼓

症状：腹胀大如鼓，但按之不硬，时大时小，时轻时重，胸满膈寒，小便短涩不利，脉弦。

治则：理气消胀。

选方：

鲤鱼茶叶汤

鲤鱼 250 克，茶叶若干，大茴 1 个。将鱼腹内脏器去除，把茶叶、大茴装鱼腹内，在锅里蒸熟，去茶叶、大茴，食鱼肉喝汤。

大蒜小豆饮

大蒜 30 克，赤小豆 60 克。水煎服。

鲫鱼冬瓜皮汤

鲫鱼（去鳞及肠杂）120 克，冬瓜衣（皮）60～120 克。同时放入锅内，加水适量，炖煮 2 小时，以鱼稀烂为度。空腹 1 次服完，分 2 次吃亦可，忌食盐。

佛手生姜汤

佛手 10 克，加生姜 6 克。水煎去渣，加白砂糖温服。

香橼膏

鲜香橼 1～2 个。切碎放入带盖碗中，加入等量的麦芽糖，隔水蒸数小时，以香橼稀烂为度，每服 1 匙，早晚各 1 次。

2）水鼓

症状：腹大如鼓，按之满实，如囊裹水转则有声，或兼肢体浮肿，小便减少，苔白腻，脉沉弦滑。

治则：利水消肿。

选方：

鲤鱼陈皮赤小豆汤

鲤鱼1条（约重500克），陈皮6克，赤小豆120克。将鲤鱼去鳞杂洗净，加陈皮、赤豆共煮以烂为度，可加白糖适量，吃肉喝汤。

赤小豆苡米粥

赤小豆、苡米、粳米各30克，陈皮末3克。共煮为粥，1日分2次服食。

赤小豆黄花菜汤

赤小豆（或绿豆）、黄花菜、大枣各等量。水煎服，大枣、小豆可食之。

明矾大枣丸

明矾、大枣粉、核桃仁、酵面、黑豆各120克。酵面、黑豆蒸熟，烤干研细，核桃仁研细与明矾、大枣粉混合均匀，以糖浆和成丸，每丸重3克，每服3丸，1日3次。

三物汤

鲫鱼240克，赤小豆120克，商陆3克。三物同煮，喝汤。

苹果赤小豆鸭

青头鸭1只，苹果5个，赤小豆50克。先将鸭去毛及肠肚，将小豆、苹果放入鸭腹内并缝合，煮熟后加调味，空腹食之。

3）血鼓

症状：腹大如鼓，青筋怒张，腹中有块，身体消瘦，面色黄黑，小便不利，大便黑，舌质紫暗或有淤斑，脉沉弦或涩。

治则：活血化淤，通络消肿。

选方：

山楂冲剂

每次30克冲服，1日3次。

赤桃归苓粥

赤芍、桃仁、当归各9克，水红花子、陈皮各6克，茯苓、猪苓各12克，赤小豆30克，粳米60克。水煎滤汁去渣，加入赤小豆、粳米及水适量，共煮为粥，1日分2次服食。

二仁归尾汤

光桃仁 9 粒，郁李仁 6 克，归尾 5 克，小茴香 1 克，藏红花 1.5 克。水煎服。

桃仁粥

桃仁 100 克。煮熟去皮、尖，取汁和适量粳米同煮粥食。

黑木耳饮

黑木耳 6 克，糖少许。加水煮烂食。

(六) 膳食宜忌

总的原则是要有足够的热量、充足的维生素，食物要多样化，烹调要注意色香味及软烂可口易消化。出现肝昏迷状态时应禁食蛋白质，出现浮肿或腹水的患者应限制钠盐，伴有食道静脉曲张者宜给流质饮食，上消化道出血时应禁食。食物要柔软，应避免带刺带骨以及芥菜、韭菜、老白菜、黄豆芽等含粗纤维的食物，以防止刺伤食道造成破裂出血。腹水多时，进食要注意减少，应少食多餐，以免增加病人饱胀不适的感觉，但可加用利水性食物如鲤鱼、鲫鱼、羊奶、西瓜汁、冬瓜等。若肝硬化伴有脾功能亢进时，往往有出血倾向，此时应补充凝血性食物，如富含胶质的肉皮冻、蹄筋、海参等。

若肝硬化伴有贫血现象时，可适当增加些含铁的食物，如肝泥、菜泥、枣泥、桂圆、小豆粥等，以补充肝硬化病人血清锌水平低下，肝中含锌量减少。禁忌烟酒，不喝一切含有酒精的饮料，并忌用刺激性食物和各种辛辣调味品，各种含有铅或添加剂的罐头及其他食品也应尽量少吃或不吃。

(七) 选配食疗

鲫鱼赤陆汤

组成：鲜鲫鱼 3 条（每条约 300 克），赤小豆、商陆各 30 克。

用法：将鲫鱼洗制干净，把商陆、赤小豆放入鱼腹中，用线缝好，清蒸熟烂为度，分 3 次空腹淡食。

功效：健脾利湿，逐水消肿。

主治：肝硬化，水湿偏盛，腹部膨大，饮食不下，大便泄泻，小便不利。

羊肉商陆汤

组成：精羊肉 180 克，商陆 500 克。

用法：将商陆入锅内，加葱白和适量水，煎煮 40 分钟，去渣留汤 1000 毫升，放入切成片的羊肉煮熟。分 3 次，食肉饮汤。

功效：温肾补脾，利尿逐水。

主治：肝硬化，脾肾阳虚，水湿内停，腹满困重，食欲不振，大便溏薄，或伴下肢浮肿，小便短少。

一气散

组成：黑、白牵牛各 6 克，大麦面 120 克。

用法：将黑、白牵牛研为末，与大麦面做成烧饼，食时用茶汤一杯送下。

功效：降气泻水杀虫。

主治：肝硬化，腹水湿阴气滞，肚腹胀大，憋闷不适，食入更甚，小便短少。

香橼砂仁核桃散

组成：陈香橼 1 枚，大核桃肉 2 个，砂仁 6 克，砂糖 30 克。

用法：将前三味煅存性为散，用砂糖调拌，空腹顿服。

功效：理气解郁，扶正利水。

主治：肝硬化，腹水气滞偏重，脘腹胀满，食欲减退，恶心呕吐，大便溏泻。

水蛊肿胀方

组成：乌鱼 1 条，大蒜 30 克，黑牵牛末 10 克。

用法：乌鱼洗净，剖去肠脏，不去鳞，将大蒜、牵牛末填入鱼腹中，用湿纸包裹，小火煨熟，每日食数次，每次适量。

功效：补虚利水。

主治：肝硬化，腹水，脾虚水湿偏盛，腹部胀大，身体困重，下肢水肿，纳少腹泻。

猪肚大蒜汤

组成：雄猪肚 1 个，大蒜 120 克，槟榔末、砂仁末各 9 克，木香 6 克。

用法：将猪肚洗净，把药物装入肚内，放砂锅中加水煮烂，空腹食用。

功效：健脾益胃，行气利水。

主治：肝硬化，腹水，气滞湿阴，腹部胀满较重，叩之如鼓，食欲不振，恶心便溏。

赤小豆茅根汤

组成：赤小豆100克，白茅根50克。

用法：将以上二味加水适量，文火煮至水干，去茅根，吃赤小豆。

功效：利水消肿。

主治：肝硬化，水湿较盛，腹水，下肢浮肿，小便不利。

赤豆鲤鱼

组成：活鲤鱼1条（约1000克），赤小豆100克，陈皮、花椒、草果各7.5克。

用法：先将鱼去鳞、鳃、肠脏，洗净，再将赤小豆、陈皮、花椒、草果洗净后塞入鱼腹中，另加适量葱、姜、胡椒、精盐、香油入鱼腹内，缝合，再把鱼上笼蒸熟，取出去药食鱼。空腹3~4次食用。

功效：健脾化湿，利水消胀。

主治：肝硬化，腹水，腹部胀满，下肢浮肿，身体沉重，饮食不思，小便短少。

黄芪粥加味

组成：生黄芪、生苡仁、糯米各30克，赤小豆15克，鸡内金末9克。

用法：先用水煮黄芪半小时，去渣，入苡仁、糯米、赤小豆煮1小时，入鸡内金末，粥成即可。分1~2次温服。

功效：益气利水。

主治：肝硬化，脾胃虚弱，水湿内停，腹胀，食后更甚，面色无华，纳少便溏。

甲鱼槟榔汤

组成：甲鱼1只（250克以上），槟榔12克。

用法：甲鱼去头及肠脏，加槟榔及大蒜适量共煮熟。

功效：滋阴清热，利水导滞。

主治：肝硬化，阴虚内热，气滞水停。

大叶紫珠鸡蛋

组成：鲜紫珠草120克，鸡蛋4枚。

用法：以上二味加水适量同煮，蛋熟后去壳再煮 1 小时即成。吃蛋，每次 1 枚，早晚 2 次，空腹食用。连服 100 枚为 1 疗程。

功效：散淤消肿，凉血止血。

主治：早期肝硬化，肝压疼痛，齿衄或肌衄，烦热口干等。

十四、自疗肝胆结石（顺石法）

（一）病因病理

结石症是危害人体健康的常见多发病，据国外一些资料统计，患有结石的人占总人口的 18%。目前中西医治疗结石的方法主要是药物排石、手术取石、机器体外碎石、用纤维内窥镜碎石或取石。

形成肝胆结石的主要原因是：

（1）胆道蛔虫死于胆囊内；

（2）妇女生育多；

（3）爱静不爱动，胆汁不流畅，长期伏案而坐压迫胆囊；

（4）肥胖，活动量小；

（5）跟水质有关系，等等。

（二）自疗功法

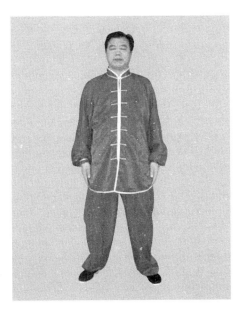

预备姿势：两脚分开，与肩同宽，脚尖朝前，平放地上，头正身直，百会朝天，挺胸收腹，沉肩垂肘，两膝微屈，膝盖与脚尖相齐，舌抵上腭，唇齿轻合，双目垂帘或轻闭（高血压者留视线），两掌自然下垂，掌心向内，十指向下，掌指微微分开（图1）。

图1

意想： 从头顶百会穴顺身体向下到两掌内劳宫穴，再顺全身向下到两脚涌泉穴，全身放松七遍。

松—松—松—松—松—松—松

再从头顶百会穴顺身体向下到两掌内劳宫穴，再顺全身向下到两脚涌泉穴，全身通七遍。

通—通—通—通—通—通—通

做到： 全身放松，高度入静，物我两忘。

练功姿势： 将两掌置于神阙穴（肚脐）处，两掌的外劳宫穴相对合掌，十指向下，掌心向左右两侧，两掌的外劳宫穴要与通五脏的神阙穴平行（图2）。

吸气时两掌同时向左上方运行到脾脏，十指向下，左掌心向左，右掌心向右（图3）。

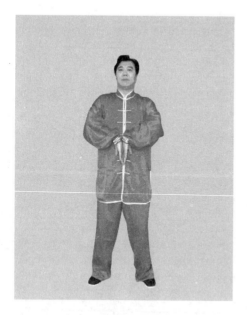

图2

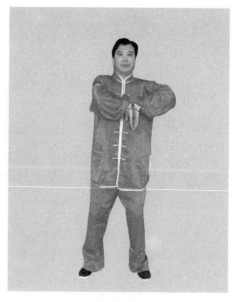

图3

接着两掌同时向右上方运行到肝胆部位，十指向下，左掌心向左，右掌心向右，两掌合紧（图4）。

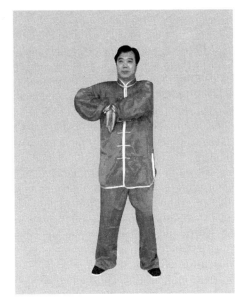

图 4

然后两掌同时再向左上方运行到心脏部位，十指向下，左掌心向左，右掌心向右（图5）。

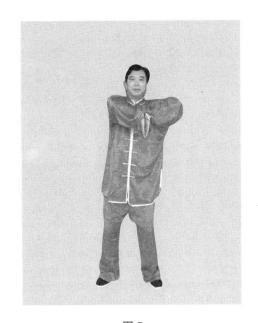

图 5

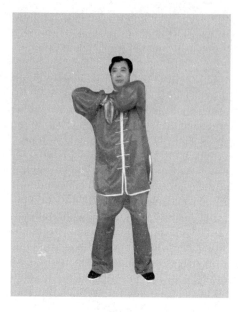

而后两掌同时向右上方运行到右肺部，十指向下，左掌心向左，右掌心向右（图6）。

图 6

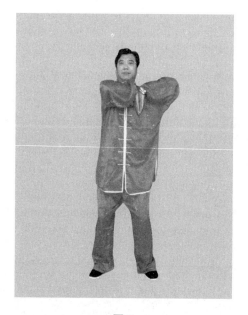

接着两掌向左方运行到左肺部，十指向下，左掌心向左，右掌心向右（图7）。

图 7

然后两掌同时运行到两乳中间的膻中穴，贴紧膻中穴，挺胸收腹，将气吸满，将两脚跟抬起，离地7厘米（图8）。

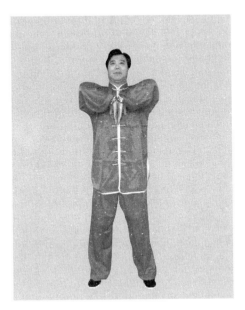

图 8a

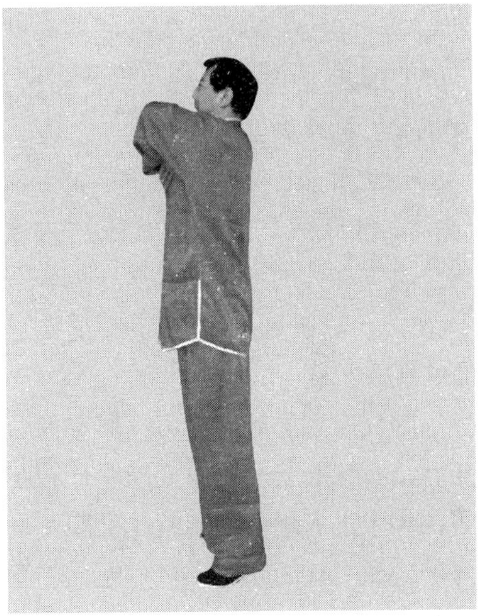

图 8b

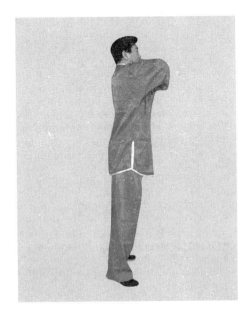

图 8c

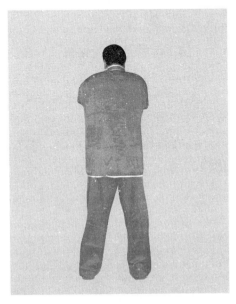

图 8d

呼气时两掌同时迅猛从膻中穴下落到神阙穴，左掌心向左，右掌心向右，十指向下，两脚跟同时落地，与肩同宽（图9）。在两脚落地和两掌下落的同时，口喊"哈"字，要猛，用内劲。循环做。

意念活动：吸气时意想宇宙万物精华之气经两掌及呼吸系统进入体内，真气在体内运行，肝胆开放，全身放松，肝脏和胆囊的经气正常运行，胆管扩张。

呼气时意想肝胆结石在胆管内顺正，结石从肝管、胆囊底随胆汁和肝管的扩张进入胆颈和胆管，肝胆及全身的病浊之气随呼气、全身毛孔、汗液及涌泉穴排出体外入地。

呼吸要求：吸气时用鼻吸气，要细、匀、深、长、缓。呼气时用口哈气，要猛，用内功。

手指颤动要求：要保持十指在整个做功过程中的颤动。

练功时间要求：单练此功 16～23 分钟。

解功动作：抖身 49 次，抖起（图10）。

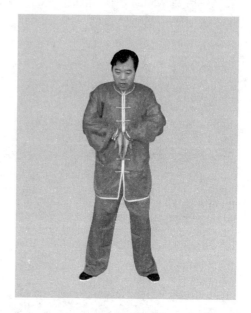

图9

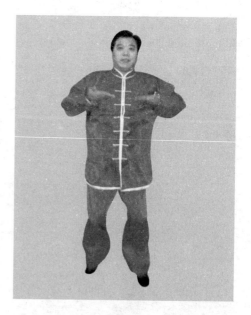

图10

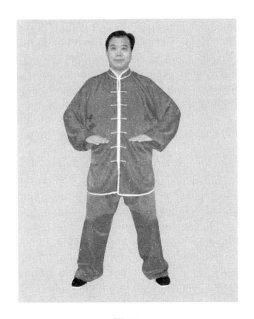

图 11

落地（图 11）。

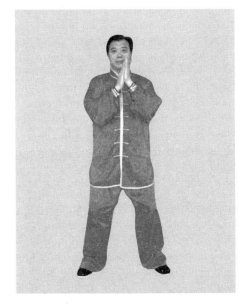

图 12

收功动作：搓手（图 12），搓热为宜。

179

洗面（图 13），洗热为宜。

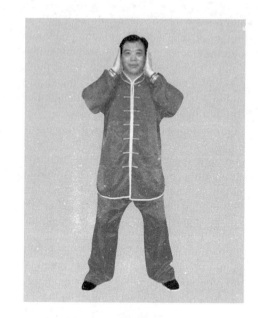

图 13

梳头（图 14），十指向后。

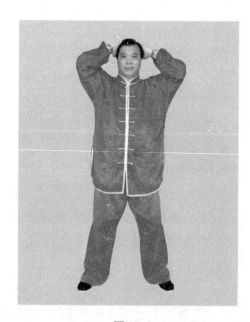

图 14

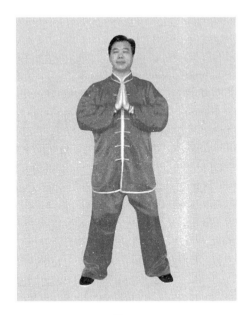

图 15

神归动作：双手合掌，十指向上，放于两乳中间的膻中穴（图15），口念"神归"24遍。

（三）选配功法

可以选择：第一步站功中第一节强肺调大肠，第二节调胃强脾，第三节强心通小肠，第四节调膀胱强肾，第五节调心包、三焦、利胆，第六节强肝明目，第七节气通周身；第二步坐功中第五节心包、三焦、胆囊通，第七节阴阳得平衡；第三步卧功中第二节浴胃洗脾，第五节浴心包、三焦、胆囊，第七节洗浴周身；第四步行功中第二节胃气行脾得一宁，第六节肝行主目得一明，第七节天人合一得长生。

亦可完整地修炼长寿功法第一步站功、第二步坐功、第三步卧功、第四步行功，还可以选择此四步功中任何一节修炼。专门修炼长寿自疗功法也行，最好能够完整地修炼效果更好。可以配合光盘（DVD）教学片准确练功。

（四）选配穴位

肝俞穴、胆俞穴、足三里穴、肩井穴、太冲穴、劳宫穴、涌泉穴等。

穴位的位置：见长寿功法点穴按摩图、经络图。

(五) 辨证施食

1. 加味寄治除痛

炒决明子 18.8 克，金银花、黄花各 1.3 克，红花、白茯苓、威灵仙各 5.6 克，远志、石菖蒲、川芎、白芷、半夏、乌药、香附子、酸枣仁、甘草各3.8 克，水煎服。

取梅实 1 个，放入热茶中，趁热服其茶 1 杯，可止住胆石发作。胆结石发作时，要注意区分胆结石和胃痉挛。

2. 热敷魔芋膏药预防胆结石

魔芋的 70% 为水分，摄入魔芋可在大肠中下段膨胀 80~100 倍。此外，魔芋中含有葡苷聚糖，这是一种高分子化合物，具有很强的吸水性，食后不易被吸收，能吸附有害健康的胆固醇和胆汁酸，刺激肠道，解除便秘，从而有效预防胆结石。当胆结石引起严重腹痛时，将魔芋膏药热敷在痛处，就能逐渐解除疼痛。

(六) 膳食宜忌

预防胆结石，要多食用植物性纤维丰富的高蛋白、低脂肪食品。蛋白质丰富的食品可举真鲷、牙鲆、偏口鱼等白肉鲜鱼和脱脂奶粉、乳酪等。蔬菜类可举菠菜、胡萝卜、南瓜、花椰菜等黄绿色蔬菜，也可食用豆芽类、根菜类。米类可举糙米或胚芽米、燕麦面粥等，薏苡仁可以连皮一起熬汤食用。洋葱可以预防和治疗胆结石，血液酸化的人更应常食鲜洋葱。

(七) 选配食疗

郁金鸡蛋汤

组成：郁金 9 克，鸡蛋 2 个，生姜 10 克，味精少许，葱 10 克，精盐 3 克，料酒 8 克。

用法：将郁金洗净、浸软，装入纱布袋内，放入砂锅中，掺入清水，中火煎 15 分钟，去渣取汁待用；鸡蛋磕入碗内，搅散；姜、葱洗净，姜切片，葱切段。将锅内掺入郁金汁，加入姜片、葱段，用武火烧沸，倒入鸡蛋液，搅成蛋花，调入精盐、味精即可。

功效：具有疏肝健脾、活血化淤之功效。适用于胆石症伴有肝郁气滞血凝之胃脘疼痛、胸腹疼痛、胁痛、痛经等。

食法：每日 1 次，佐餐食用。

禁忌：阴虚失血及无气滞血淤者、孕妇均慎食。

双黄鸡蛋汤

组成：田基黄 50 克，溪黄草 30 克，鸡蛋 2 个，白糖适量。

用法：将田基黄、溪黄草洗净，切碎；鸡蛋煮熟，去壳。将田基黄、溪黄草、去壳的熟鸡蛋同放锅内，加入适量清水，用武火烧沸，改用文火炖 1 小时，去药渣留鸡蛋，调入白糖即可。

功效：具有清热解毒、利湿退黄之功效。适用于胆石症伴有右胁疼痛、脘腹微胀、面目俱黄、胃纳欠佳、小便短黄、大便不畅等证。

食法：每日 2 次，早晚各吃 1 个鸡蛋。

禁忌：脾胃虚寒者不宜食用。

茵陈瘦肉汤

组成：猪瘦肉 120 克，绵茵陈 30 克，金钱草 30 克，生姜 5 克，葱 5 克，精盐 3 克，味精 2 克，生粉适量。

用法：将绵茵陈、金钱草洗净；猪瘦肉洗净，切片，加入生粉、精盐腌匀；姜切片，葱切段。将绵茵陈、金钱草同放砂锅内，加入适量清水，中火煎 20 分钟，去渣取汁；在汁内加入姜片、葱段、猪瘦肉片煮熟，调入精盐、味精即可。

功效：具有清热利湿、排石退黄之功效。适用于胆石症伴有右胁胀痛、面目黄疸、恶心呕吐、不思饮食、大便不畅、小便短黄、发热口渴等证。

食法：每日 1 次，佐餐食用。

禁忌：脾胃虚寒者不宜大量食用。

玉米须肉汤

组成：黑豆 50 克，玉米须 30 克，瘦猪肉 100 克，生姜 5 克，葱 5 克，大蒜 10 克。

用法：将玉米须洗净，放入锅内，加入适量清水，中火煎 20 分钟，滤渣取汁；黑豆洗净，浸透；瘦猪肉洗净，切块；姜切片，葱切段，大蒜去皮切片。将玉米须汁、黑豆、瘦猪肉、大蒜、姜、葱、精盐同入炖锅内，置武火上烧沸，改用文火炖至黑豆熟烂即成。

功效：具有平肝利胆、利水泄热之功效。适用于肝硬化兼胆结石患者。

食法：每日 1 次，佐餐食用。

麦芽大米粥

组成：麦芽 20 克，大米 50 克，白糖适量。

用法：将麦芽洗净，放入锅内，加入适量清水，用中火煎 10 分钟，去渣取汁，待用；大米淘洗干净。将大米放入锅内，加入适量清水，煮至米烂成粥，加入麦芽汁烧沸，调入白糖即可。

功效：具有导滞、消食、理气之功效。适用于胆石症伴有宿食积滞之脘腹胀痛、脾运不健、胸闷烦满等证。

食法：每日 1 次，适量食用。

禁忌：麦芽含有大量淀粉酶及维生素 B、维生素 C，不宜久煎。

枸杞红枣粥

组成：枸杞 15 克，粳米 100 克，大枣 8 枚，红糖适量。

用法：将枸杞子去杂质，洗净；大枣洗净，去核；粳米淘洗干净。将枸杞子、粳米、大枣同放锅内，加入适量清水，小火煮至成粥，调入红糖即可。

功效：具有滋补肝肾之功效。适用于胆石症伴有肝肾不足患者。

食法：每日 1 次，适量食用。

禁忌：有外邪实热以及脾虚泻泄者应慎食。

淡竹叶米粥

组成：淡竹叶 25 克，粳米 60 克，冰糖适量。

用法：将淡竹叶洗净，放入锅内，加入适量清水，中火煎 15 分钟，去渣取汁，待用；粳米淘洗干净；冰糖打碎。将竹叶汁放入锅内，加入粳米煮成稀粥，调入冰糖待化即可。

功效：具有清化湿热、除烦化痰之功效。适用于胆石症伴有肝胆湿热患者。

食法：每日 2 次，早晚食用。

禁忌：脾胃虚寒及寒嗽者应慎食。

女贞子米粥

组成：女贞子 20 克，粳米 100 克，白糖适量。

用法：将女贞子洗净，去杂质，装入纱布袋内，扎紧口；粳米淘洗干净。将粳米、药袋同放锅内，加入适量清水，煮粥至熟，除去药袋，调入白糖即可。

功效：具有滋补肝肾之功效。适用于胆石症伴有肝肾不足患者。

食法：每日 1 次，适量食用。

禁忌：脾胃虚寒、大便溏泄者不宜食用。

玉米须蚌肉面

组成：蚌肉 80 克，玉米须 25 克，绵茵陈 15 克，面条 100 克，精盐 3 克，味精 2 克，生姜 5 克，葱 5 克。

用法：将玉米须、绵茵陈洗净，入砂锅内，加入适量清水，中火煎 20 分钟，去渣取汁，待用；河蚌用开水略煮，去壳取肉；大米淘洗干净；姜、葱洗净，姜切片，葱切段。将蚌肉、姜片、葱段同放锅内，倒入药汁，用武火煮沸，改用文火炖 1 小时，下入面条煮熟，调入精盐、味精，盛入碗内即可。

功效：具有清热利湿之功效。适用于胆石症、急性胆囊炎、胆道感染、黄疸型肝炎属湿热者。

食法：每日 1 次，作早餐或晚餐食用。

禁忌：脾胃虚寒者不宜食用。

鸡骨草肉饭

组成：猪瘦肉 50 克，鸡骨草 30 克，大米 120 克，精盐 3 克，味精 2 克，生姜 8 克，葱 8 克，生粉适量，料酒 5 克。

用法：将鸡骨草洗净，装入纱布袋内，扎紧口，放入砂锅内，掺入清水，中火煎 20 分钟，去渣取汁，待用；猪瘦肉洗净，切块，加入精盐、料酒、生粉腌匀；姜、葱洗净，姜切片，葱切段；大米淘洗干净。将药汁、大米、猪肉块、姜片、葱段同放入电饭锅内，加入精盐、味精，煲熟成饭即可。

功效：具有清热利湿、退黄之功效。适用于胆石症属湿热者。

食法：每日 1 次，作早餐食用。

禁忌：脾胃虚寒者忌食。

双黄粳米粥

组成：田基黄 25 克，溪黄草 5 克，粳米 80 克，白糖适量。

用法：将田基黄、溪黄草洗净，切碎，放入砂锅内，加入适量清水，用中火煎 30 分钟，去渣取汁；粳米淘洗干净。将粳米放入锅内，掺入药汁、清水，用武火烧沸，改用文火煮至米烂成粥，调入白糖即可。

功效：具有清热解毒、利湿退黄之功效。适用于胆石症伴有右胁疼痛、脘腹微胀、面目俱黄、胃纳欠佳、小便短黄、大便不畅等。

食法：每日 1 次，作早餐或消夜食用。

禁忌：脾胃虚寒者不宜食用。

三草利湿饮

组成：金钱草 20 克，鸡骨草 20 克，夏枯草 30 克，红糖适量。

用法：将金钱草、鸡骨草、夏枯草洗净，同放砂锅内，加入适量清水，中火煎 20 分钟，去渣取汁，调入红糖即可。

功效：具有清热解毒、利湿退黄之功效。适用于胆石症患者。

食法：每日 2 次，适量饮用。

禁忌：脾胃虚寒、大便溏泄及无湿热者不宜饮用，孕妇应慎食。

芦根白糖饮

组成：芦根 40 克，白糖适量。

用法：将芦根洗净，润透，切段，放入砂锅内，加入适量清水，用中火烧沸，改用小火煎 10 分钟，去渣取汁，调入白糖即可。

功效：具有清热除烦、养胃生津之功效。适用于胆石症患者。

食法：代茶饮用。

玉米须茅根饮

组成：玉米须 30 克，白茅根 30 克，红枣 8 枚。

用法：将玉米须、白茅根洗净，切段；红枣洗净，去核，用清水浸泡片刻，待用。将玉米须、白茅根、红枣同放砂锅内，加入适量清水，中火烧沸，改用小火煎 20 分钟，去渣取汁即可。

功效：具有补中益气、清热除湿、利尿利胆、化淤止血之功效。适用于胆结石、胆道阻塞等证。

食法：代茶饮用。

禁忌：脾胃虚寒者忌饮。

消炎利胆茶

组成：玉米须 30 克，蒲公英 30 克，绵茵陈 30 克，白糖适量。

用法：将玉米须、蒲公英、茵陈洗净，放入砂锅内，加入适量清水，中火烧沸，改用小火煎 25 分钟，去渣取汁，调入白糖即可。

功效：具有利尿利胆、健胃消炎之功效。适用于胆囊炎、胆结石发热疼痛等证。

食法：每日 1 次，适量饮用。

胆汁瓜藤饮

组成：黄瓜藤 100 克，鲜鸡胆 1 枚。

用法：将黄瓜藤洗净，切成小段，放入锅内，加入适量清水，中火烧沸，改用小火煎 25 分钟，去渣取汁，加入鸡胆汁调匀即可。

功效：具有清热利胆、杀菌消炎之功效。适用于胆囊炎、胆石症患者。

食法：每日 1 次，适量饮用。

禁忌：此方大寒，对素有虚寒症患者不宜。

白花蛇舌草

组成：白花蛇舌草 25 克，冰糖适量。

用法：将白花蛇舌草洗净，放入锅内，加入适量清水，中火煎 25 分钟，去渣取汁，调入冰糖待化即可。

功效：具有利水祛湿、消炎利胆之功效。适用于胆石症伴有胁肋胀痛、脘腹胀满、饮食减少、口苦咽干、小便短少等。

食法：代茶饮用。

禁忌：脾胃虚寒者不宜饮用。

十五、自疗肝胆结石（运石法）

（一）病因病理

胆道结石的主要成分都是以胆固醇或胆色素为主的混合石，以胆色素为主的混合石中，次要成分钙、钾、磷、钠均高于胆固醇石，而黑色结石的化学成分因含矿物质，又分为类色素及蛋白型，色素的多少不一，分别为磷酸盐型及色素型。国内外一些专家学者研究也发现，在结石形成的过程中，主要是蛋白质网络起到了支架作用。

人可以通过特殊锻炼，产生一种电磁波共振，调整脏腑，使蛋白质网络结构破坏，使 DNA 的氢键断裂，使胆囊的平滑肌收缩，结石破碎、溶化，胆管高度扩张，使破碎的结石从胆管排出小肠，最终随大便排出。

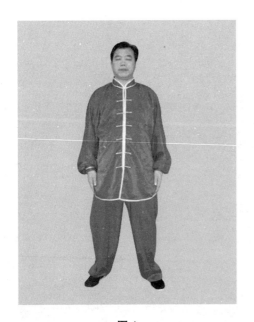

图 1

（二）自疗功法

预备姿势：两脚分开，与肩同宽，脚尖朝前，平放地上，头正身直，百会朝天，挺胸收腹，沉肩垂肘，两膝微屈，膝盖与脚尖相齐，舌抵上腭，唇齿轻合，双目垂帘或轻闭（高血压者留视线），两掌自然下垂，掌心向内，十指向下，掌指微微分开（图 1）。

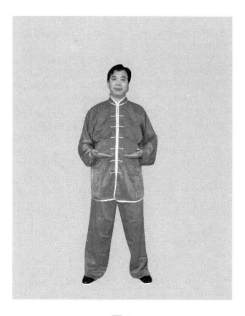

图 2

意想：从头顶百会穴顺身体向下到两掌内劳宫穴，再顺全身向下到两脚涌泉穴，全身放松七遍。

松—松—松—松—松—松—松

再从头顶百会穴顺身体向下到两掌内劳宫穴，再顺全身向下到两脚涌泉穴，全身通七遍。

通—通—通—通—通—通—通

做到：全身放松，高度入静，物我两忘。

练功姿势：将两掌置于神阙穴两侧，两掌心向上，十指相对，两掌与神阙穴平行（图 2）。

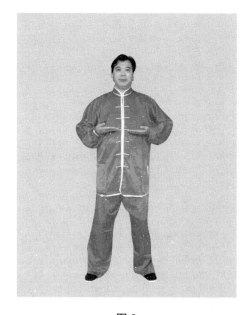

图 3

吸气时两掌同时向上运行到胃部，两掌与肝胆平行，掌心向上，十指相对（图 3）。

接着两掌同时向上运行到膻中穴，两掌与膻中穴平行，中指相对，掌心向上（图4）。

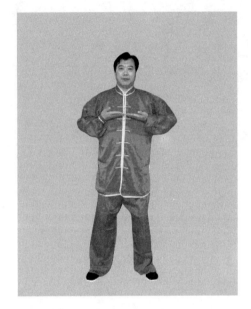

图 4

然后两掌同时再向上运行到印堂穴时，掌心向上，十指相对（图5）。

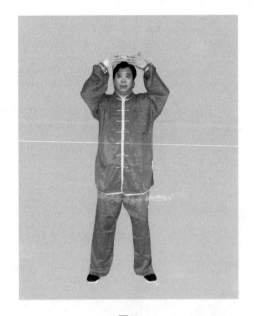

图 5

　　而后两掌同时向上运行到百会穴上前方时，掌心向下，十指相对，挺胸收腹，将气吸满，两脚跟抬起，离地7厘米（图6）。

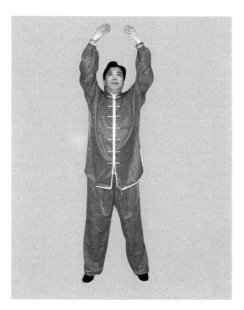

图 6a

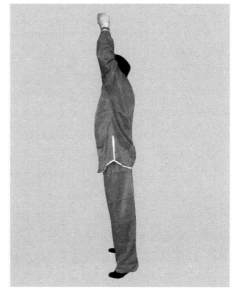

图 6b

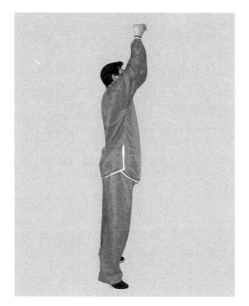
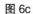

图 6c

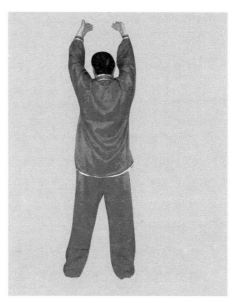

图 6d

呼气时两掌迅猛下落到膻中穴，右掌内劳宫穴对住膻中穴，掌指向左，掌心向下，左掌内劳宫穴对住右掌外劳宫穴，掌指向右，掌心向下，两脚同时落地，与肩同宽（图7）。在两脚落地和两掌下落的同时，口喊"哈"字，要猛，用内劲，将气哈出。循环做。

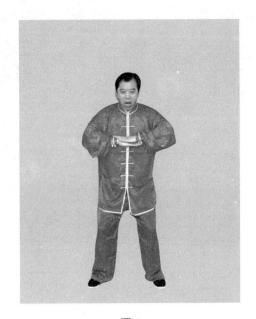

图7

意念活动：吸气时意想大地万物精华之气经两掌及呼吸系统进入体内，真气在体内运行，全身放松，肝胆开放，海水冲刷肝胆结石，结石在肝胆内活动。

呼气时意想肝胆管扩张，平滑肌收缩，结石从肝胆进入胆管，肝胆消炎，肝胆的疼痛消失；肝胆及全身病浊之气经呼气从全身毛孔随汗液排出体外，经络畅通，五脏六腑的经气正常运行，五心畅通。

呼吸要求：吸气时用鼻吸气，要细、匀、深、长、缓。呼气时用口哈气，要猛，用内功。

手指颤动要求：要保持十指在整个做功过程中的颤动。

练功时间要求：单练此功15～21分钟。

解功动作：抖身 49 次，抖
起（图 8）。

落地（图 9）。

收功动作：搓手（图 10），
搓热为宜。

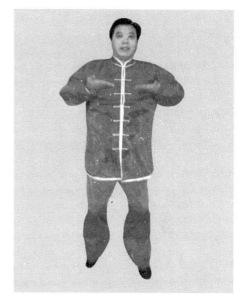

图 8

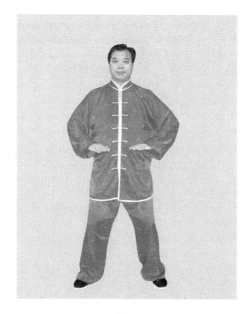

图 9

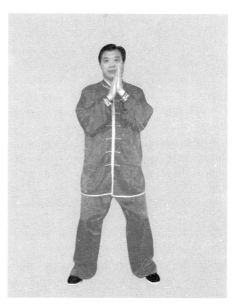

图 10

洗面（图 11），洗热为宜。

梳头（图 12），十指向后。

神归动作： 双手合掌，十指向
上，放于两乳中间的膻中穴，口念
"神归" 24 遍（图 13）。

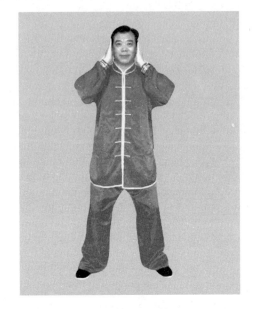

图 11

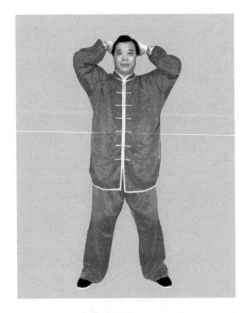

图 12

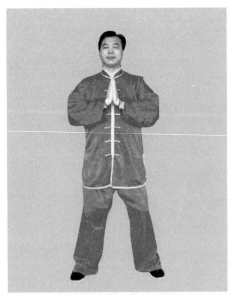

图 13

（三）选配功法

可以选择：第一步站功中第一节强肺调大肠，第二节调胃强脾，第三节强心通小肠，第四节调膀胱强肾，第五节调心包、三焦、利胆，第六节强肝明目，第七节气通周身；第二步坐功中第五节心包、三焦、胆囊通，第七节阴阳得平衡；第三步卧功中第二节浴胃洗脾，第五节浴心包、三焦、胆囊，第七节洗浴周身；第四步行功中第二节胃气行脾得一宁，第五节心包、三焦、胆囊得一行，第七节天人合一得长生。

亦可完整地修炼长寿功法第一步站功、第二步坐功、第三步卧功、第四步行功，还可以选择此四步功中任何一节修炼。专门修炼长寿自疗功法也行，最好能够完整地修炼效果更好。可以配合光盘（DVD）教学片准确练功。

（四）选配穴位

肝俞穴、胆俞穴、足三里穴、肩井穴、太冲穴、劳宫穴、涌泉穴等。

穴位的位置：见长寿功法点穴按摩图、经络图。

（五）选配食疗

玉米须蚌汤

组成：蚌肉 120 克，玉米须 25 克，绵茵陈 15 克，精盐 3 克，味精 2 克，生姜 5 克，葱 5 克。

用法：将玉米须、绵茵陈洗净，装入纱布袋内扎紧口；河蚌用开水略煮，去壳取肉；姜、葱洗净，姜切片，葱切段。将装药物的纱布袋、蚌肉、姜片、葱段同放锅内，加入清水，武火煮沸，改用文火炖 1 小时，除去药袋，调入精盐、味精即可。

功效：具有清热利湿之功效。适用于胆结石、急性胆囊炎、胆道感染、黄疸型肝炎属湿热者。

食法：吃蚌肉，喝汤，随量食用。

禁忌：脾胃虚寒者不宜食用。

鸡骨草肉汤

组成：猪瘦肉 120 克，鸡骨草 30 克，红枣 8 枚，精盐 3 克，味精 2 克，生姜 8 克，葱 8 克。

用法：将鸡骨草、红枣（去核）洗净，装入纱布袋内扎紧口；猪瘦肉洗净，切块，姜、葱洗净，姜切片，葱切段。将装药的纱布袋、瘦肉块、姜片、葱段同放锅内，加入适量清水，武火煮沸，改用文火炖 1 小时，除去药袋，调入精盐、味精即可。

功效：具有清热利湿、退黄之功效。适用于胆结石属湿热者。

食法：每日 1 次，吃肉喝汤。

禁忌：脾胃虚寒者忌食。

茵陈蚬肉汤

组成：茵陈 20 克，蚬肉 150 克，精盐适量，味精 2 克，生姜 10 克，葱 10 克。

用法：将茵陈洗净，放入锅内，加入适量清水，中火煎 20 分钟，去渣取汁，待用；蚬肉洗净。茵陈汁放入锅内，加入蚬肉、姜片、葱段，大火煮沸后，改用文火炖至熟烂，调入精盐、味精即可。

功效：具有清利肝胆湿热之功效。适用于胆结石属湿热者。

食法：吃肉喝汤，随量食用。

禁忌：脾胃虚寒者不宜食用。

茵陈金钱草

组成：茵陈 15 克，金钱草 15 克，猪瘦肉 50 克，精盐 3 克，生姜 5 克，葱 5 克，味精 2 克。

用法：将茵陈、金钱草洗净，放入锅内，加入适量清水，中火煎 20 分钟，去渣取汁；猪瘦肉洗净，切成块；姜、葱洗净，姜切片，葱切段。将药汁放入锅内，加入猪肉、姜片、葱段，大火煮沸后，小火炖 2 小时，至肉熟烂，调入精盐、味精即可。

功效：具有清利肝胆湿热之功效。适用于胆结石属湿热者。

食法：吃肉喝汤，随量食用。

禁忌：脾胃虚寒者不宜食用。

利胆瘦肉包

组成：茵陈 15 克，金钱草 15 克，猪瘦肉 150 克，面粉 300 克，发酵粉适量，料酒 6 毫升，姜末 5 克，葱花 5 克，味精 2 克，精盐 3 克。

用法：将茵陈、金钱草洗净，放入锅内，加入清水，中火煎 20 分钟，取浓汁；猪瘦肉洗净，剁成末，加入精盐、料酒、味精、姜末、葱花拌匀成馅。将面粉放入盆内，掺入药汁和成面团，加入发酵粉饧 2 小时，擀成面皮，包入猪肉馅，成包子生坯，置蒸笼内，用武火大气蒸 20 分钟，出笼即可。

功效：具有清利肝胆湿热之功效。适用于胆石症属湿热者。

食法：每日 2 次，适量食用。

禁忌：脾胃虚寒者不宜食用。

瘦肉糯米饭

组成：瘦肉 100 克，糯米 150 克，淡豆豉 10 克，葱花 10 克，精盐 3 克，味精 2 克，生粉 5 克，料酒适量。

用法：将淡豆豉洗净，放入锅内，加入适量清水，中火煎 20 分钟，去渣取汁；瘦肉去筋膜，切成薄片，加入精盐、料酒、生粉腌匀；糯米淘洗干净。将粳米放入豆豉汁内煮沸，加入猪瘦肉、精盐、味精煲至饭熟即可。

功效：具有养血、除烦、止痛之功效。适用于胆囊炎、胆石症伴有心烦、失眠、手足心热、盗汗、口干咽燥等。

食法：每日作主食食用。

黑豆瘦肉粥

组成：黑豆 30 克，玉米须 15 克，瘦猪肉 50 克，精盐适量，葱 5 克，生姜 5 克，大蒜 10 克，粳米 80 克。

用法：将玉米须洗净，放入锅内，掺入清水，用中火煎 20 分钟，滤渣取汁；黑豆洗净，浸透；瘦猪肉洗净，切块；姜切片，葱切段，大蒜去皮切片；粳米淘洗干净。将玉米须汁、黑豆、粳米、瘦猪肉、大蒜、姜、葱、精盐同入炖锅内，置武火上烧沸，改用文火炖至黑豆熟烂即成。

功效：具有平肝利胆、利水泄热之功效。适用于肝硬化兼胆结石症患者。

食法：每日 1 次，早餐食用。

玉米须蚌粥

组成：蚌肉 120 克，玉米须 25 克，绵茵陈 15 克，大米 50 克，精盐 3 克，味精 2 克，生姜 5 克，葱 5 克。

用法：将玉米须、绵茵陈洗净，放入砂锅内，加入适量清水，中火煎 20 分钟，去渣取汁待用；河蚌用开水略煮，去壳取肉；大米淘洗干净；姜、葱洗净，姜切片，葱切段。将大米、蚌肉、姜片、葱段同放锅内，加入清水，用武火煮沸，改用文火炖 1 小时，加入药汁煮沸，调入精盐、味精即可。

功效：具有清热利湿之功效。适用于胆结石、急性胆囊炎、胆道感染、黄疸型肝炎属湿热者。

食法：每周 3 次，不拘时吃。

禁忌：脾胃虚寒者不宜食用。

鸡骨草肉粥

组成：猪瘦肉 50 克，鸡骨草 30 克，小米 80 克，精盐 3 克，味精 2 克，生姜 8 克，葱 8 克，生粉适量，料酒 5 毫升。

用法：将鸡骨草洗净，装入纱布袋内，扎紧口；猪瘦肉洗净，切片，加入精盐、料酒、生粉腌匀；姜、葱洗净，姜切片，葱切段；小米淘洗干净。将装药的纱布袋、小米、姜片、葱段同放锅内，掺入清水，武火煮沸，改用文火炖 1 小时，加入瘦肉片煮熟，调入精盐、味精即可。

功效：具有清热利湿、退黄之功效。适用于胆结石属湿热者。

食法：每日 1 次，早餐食用。

禁忌：脾胃虚寒者忌食。

利胆瘦肉粥

组成：茵陈 15 克，金钱草 15 克，猪瘦肉 50 克，精盐 3 克，生姜 5 克，葱 5 克，味精 5 克，黑米 60 克。

用法：将茵陈、金钱草洗净，放入锅内，加入清水，中火煎 20 分钟，去渣取汁；猪瘦肉洗净，切成块；姜、葱洗净，姜切片，葱切段。将药汁倒入锅内，加入黑米、猪肉、姜片、葱段，大火煮沸后，小火炖 2 小时，调入精盐、味精即可。

功效：具有清利肝胆湿热之功效。适用于胆结石属湿热者。

食法：每日 2 次，早餐食用。

禁忌：脾胃虚寒者不宜食用。

蒲公英米粥

组成：蒲公英 30 克，粳米 100 克，白糖适量。

用法：将蒲公英洗净，切碎，放入锅内，加入适量清水，用中火煎 20 分钟，滤渣取汁待用；粳米淘洗干净。将蒲公英汁放入锅内，加入粳米、清水，煮成稀粥，调入白糖即可。

食法：每日 1 次，早餐食用。

禁忌：脾虚泻泄者不宜大量食用。

大金钱草粥

组成：大金钱草 30 克，粳米 80 克，冰糖适量。

用法：将金钱草洗净，切细，放入锅内，掺入清水，用中火煎 25 分钟，滤渣取汁；粳米淘洗干净；冰糖打碎成屑。将金钱草汁放入锅内，加入粳米，中火煮至成粥，调入冰糖屑，待化即可。

功效：具有通淋除湿、利胆退黄之功效。适用于胆石症、急性黄疸性肝炎等症。

食法：每日 2 次，适量食用。

禁忌：无湿热者不宜大量食用。

鸡内金米粥

组成：粳米 100 克，鸡内金 5 克，白糖适量。

用法：将鸡内金用文火炖至黄褐色，研成细粉；粳米淘洗干净。将粳米放入锅内，掺入清水，煮至粥将熟时，撒入白糖、鸡内金粉搅匀，煮至粥熟即可。

功效：具有健脾胃、消积滞、止遗尿之功效。适用于胆石症伴有饮食停滞、脘腹饱胀、消化不良、小儿疳积等症。

食法：每日 2 次，早晚食用。

佛手柑米粥

组成：佛手柑 15 克，粳米 100 克，白糖适量。

用法：将佛手柑洗净，放入砂锅内，加入适量清水，用中火煎 20 分钟，滤渣取汁待用；粳米淘洗干净。将佛手柑汁放入锅内，加入粳米、适量清水，煮至粥熟，调入白糖即可。

功效：具有疏肝理气、止痛和胃之功效。适用于胆石症伴有胁痛口苦、食欲不振等。

食法：每日 2 次，早晚食用。

禁忌：阴虚火旺者慎食。

地稔茅根饮

组成：鲜地稔根 100 克，白茅根 30 克，白糖适量。

用法：将鲜地稔根、白茅根洗净，切碎，放入砂锅内，掺入清水，中火煎 20 分钟，去渣取汁，调入白糖即可。

功效：具有清热、利湿、退黄之功效。适用于胆石症伴有身、面、目俱黄，饮食减少，胁肋胀痛，脘腹胀满，小便短黄等。

食法：代茶饮用。

禁忌：脾胃虚寒者忌饮。

卷柏红枣饮

组成：卷柏 30 克，红枣 4 枚，白糖适量。

用法：将卷柏、红枣洗净，同放砂锅内，加入清水，中火煎 20 分钟，去渣取汁，调入白糖即可。

功效：具有清肝、利水、退黄之功效。适用于胆石症伴有身、面、目俱黄，小便短黄，体倦，胃纳欠佳等。

食法：代茶饮用。

功效：具有健脾胃、消积滞、止遗尿之功效。适用于胆石症伴有饮食停滞、脘腹饱胀、消化不良、小儿疳积等症。

食法：每日 2 次，早晚食用。

双草一根饮

组成：金钱草 30 克，鸡骨草 30 克，糯稻根 60 克，红糖适量。

用法：将金钱草、鸡骨草、糯稻根洗净，同放砂锅内，加入清水，中火煎 20 分钟，去渣取汁，调入红糖即可。

功效：具有清热解毒、利湿退黄之功效。适用于胆石症患者。

食法：每日 2 次，适量饮用。

车前茵陈饮

组成：车前草 30 克，绵茵陈 30 克，红枣 4 枚，冰糖适量。

用法：将车前草、绵茵陈、红枣分别洗净，同放砂锅内，加入清水，中火煎 20 分钟，去渣取汁，调入冰糖即可。

功效：具有清热、利湿、退黄之功效。适用于胆石症患者。

食法：每日 2 次，适量饮用。

茵陈栀子饮

组成：绵茵陈 30 克，山栀子 12 克，大黄 10 克，白糖适量。

用法：将绵茵陈、山栀子、大黄分别洗净，同放砂锅内，加入清水，中火煎 20 分钟，去渣取汁，调入白糖即可。

功效：具有清利湿热、祛淤退黄之功效。适用于胆石症患者。

食法：代茶饮用。

（六）膳食宜忌

过多摄入胆固醇，就会增加胆结石的发病率。因此，胆结石患者应尽量避免食用鸡蛋、黄油、虾、动物肝等动物性脂肪丰富的食品。多食用富含植物性纤维的糙米、胚芽类、黄豆、蔬菜、海藻类食品，以降低血液中的胆固醇含量。同时，保持有规律的饮食对预防胆结石症是至关重要的，每天必须保证按时进餐。避免食用刺激性强的食品和饮料，以免刺激胃部突然分泌大量胃液，从而压迫胆囊，使之诱发胆石症发作。

第三部分 附录

一、听声波治疗光盘（DVD）接治手法图

（一）心脏小肠病接治法

包括心包积液，心包积水，二尖瓣、三尖瓣病变，粥样冠状动脉硬化，心律不齐，心室肥厚，心脏偏左及小肠病变等。

端坐椅子上，也可平坐或者盘坐在床上、地上，将两掌拇指的指尖（指针）点压住两掌的中指指腹，两掌中指勾回，其他手指向前，把两掌放到两大腿上。

做到：两脚分开，与肩同宽，头正身直，挺胸收腹，掌心向上，双目轻闭，唇齿轻合，舌抵上腭（图1）。

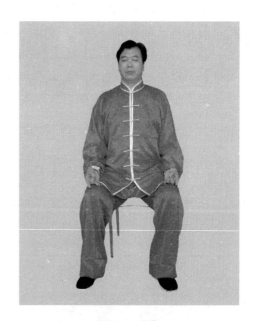

图1a 端坐

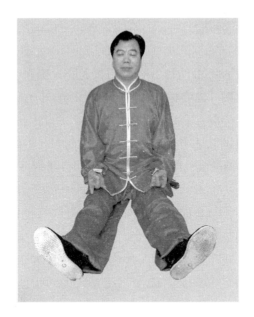

图1b　平坐

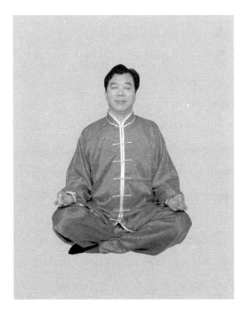

图1c　盘坐

（二）肝胆病接治法

包括急慢性肝炎、肝胃不和、胆胃不和、肝大腹水、肝胆脾结石、脂肪肝、肝硬化、胆囊结石、胆囊积液、肝癌、胆囊息肉、胆囊增大、胆道蛔虫、胆结石等。

端坐椅子上，也可以平坐或盘坐在床上、地上。将两掌拇指的指尖（指针）点压住两掌的食指指腹，两掌的食指要勾回，其他手指向前，将两掌放到两大腿上，掌心向上。

做到：两脚分开，与肩同宽，头正身直，挺胸收腹，双目轻闭，唇齿轻合，舌抵上腭（图2）。

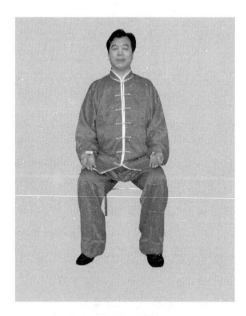

图2a　端坐

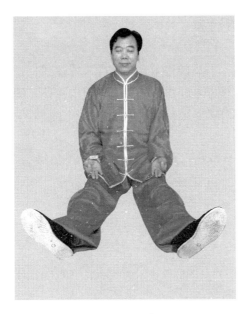

图 2b　平坐

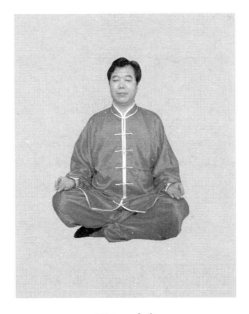

图 2c　盘坐

（三）脾胃病接治法

包括脾增大、脾结石、脾胃不和、胃炎、胃溃疡、胃寒胃酸、胃下垂等。

端坐椅子上，或者平坐在床上、地上，也可盘坐在床上或地上。两掌食指的指尖（指针）点压住两掌拇指的指腹，两掌食指勾回，掌心向上，放到两大腿上。

做到：两脚分开，与肩同宽，头正身直，挺胸收腹，沉肩垂肘，双目轻闭，唇齿轻合，舌抵上腭（图3）。

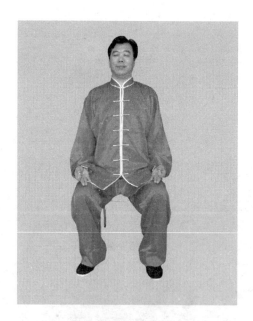

图 3a　端坐

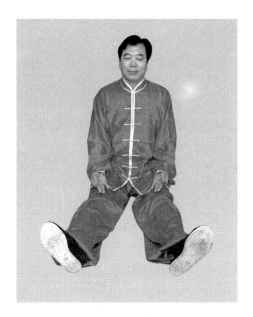

图 3b　平坐

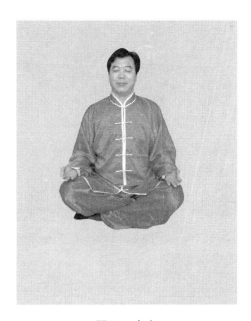

图 3c　盘坐

（四）肺、大肠病接治法

包括肺结核、肺气肿、肺心病、肺癌、肺炎、大肠炎、大肠鸣等。

端坐椅子上，或者平坐、盘坐在床上或地上。将两掌拇指的指尖（指针）点压住两掌的无名指，两掌无名指勾回，其他手指向前，两掌放到两大腿上，掌心向上。

做到：两脚分开，与肩同宽，头正身直，挺胸收腹，沉肩垂肘，双目轻闭，唇齿轻合，舌抵上腭（图4）。

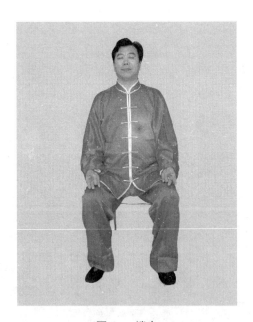

图 4a　端坐

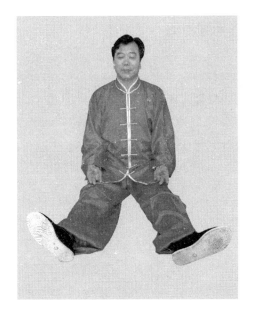

图 4b 平坐

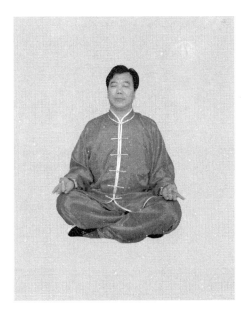

图 4c 盘坐

（五）肾和膀胱病接治法

包括肾虚、肾亏、肾衰、肾劳、肾冰、肾炎、肾结石、肾积水、膀胱炎、膀胱癌、膀胱结石、膀胱息肉、输尿管积水、输尿管结石等。

端坐椅子上，也可以平坐或盘坐在床上或地上。将两掌拇指的指尖（指针）点压住两掌小指的指腹，两掌小指勾回，掌心向上，放到两大腿上。

做到：两脚分开，与肩同宽，头正身直，挺胸收腹，沉肩垂肘，双目轻闭，唇齿轻合，舌抵上颚（图5）。

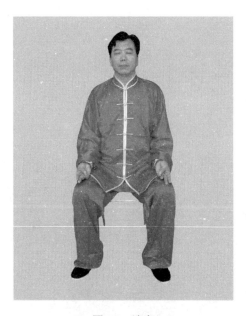

图 5a 端坐

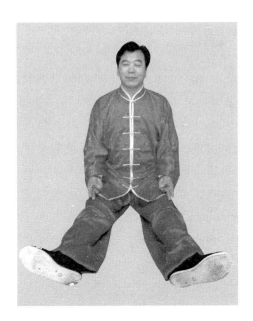

图 5b　平坐

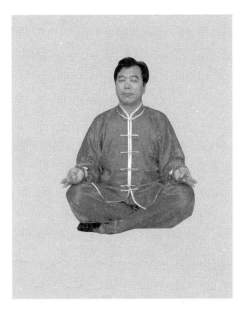

图 5c　盘坐

（六）高血压接治法

高血压属于循环系统病变，它有原发性和继发性两种。不论是心火、肝炎，还是肾火造成的头晕、头痛、乏力、颈背不舒、头重脚轻、面红目赤等均可采用此接治法。

端坐椅子上，也可以平坐或者盘坐在床上或地上，最好的方法还可以站立在地上。将两掌的外劳宫穴相对贴紧，掌指向下，放到两乳中间的膻中穴处(道家叫中丹田)，两掌的外劳宫穴与膻中穴相平行，两肘与两手腕关节相平行。

做到：两脚分开，与肩同宽，头正身直，挺胸收腹，沉肩垂肘，唇齿轻合，舌抵上腭，双目不闭，留视线。意想脚心涌泉穴，两掌十指不停地颤动(图6)。

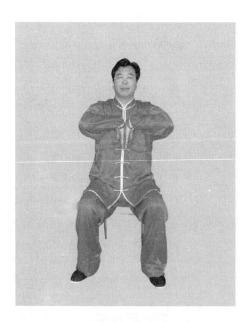

图 6a　端坐

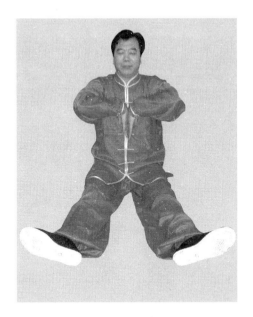

图 6b　平坐

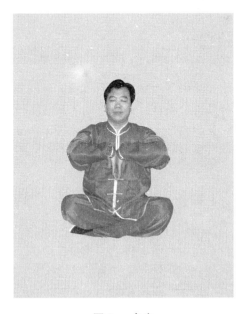

图 6c　盘坐

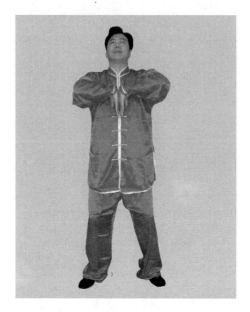

图 6d 站立

（七）低血压接治法

低血压是循环系统常见的多发病。它有急性低血压和慢性低血压两种。不论是体质性低血压、体位性低血压、内分泌功能紊乱所致的低血压、慢性消耗性疾病及营养不良所致的低血压，还是心血管疾病所致的低血压，以及高原性低血压等，或者还有部分患者服用降压药及扩张血管药过量等，均可采用以上接治法。

端坐在椅子上，也可以站立在地上，还可以平坐或者盘坐在床上、地上、沙发上。将两掌的外劳宫穴相对，掌指向上，放到两乳中间的膻中穴，两掌的外劳宫穴与膻中穴平行，两肘与两手腕关节平行。

做到：两脚分开，与肩同宽，头正身直，挺胸收腹，沉肩垂肘，唇齿轻合，舌抵上腭，双目轻闭。意想头顶百会穴，两掌十指不停地左右颤动（图 7）。

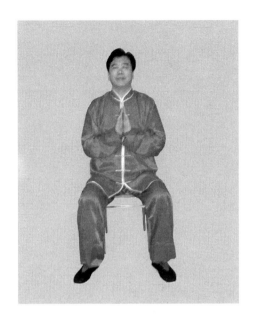

图 7a　端坐

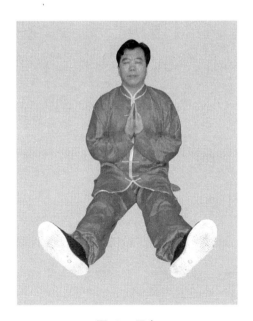

图 7b　平坐

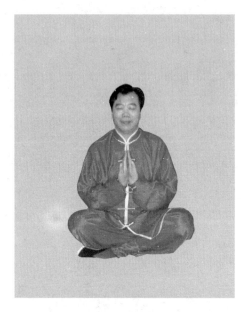

图 7c　盘坐

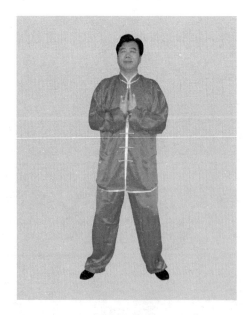

图 7d　站立

（八）糖尿病接治法

糖尿病是一种常见的内分泌代谢病，是威胁人类健康的重大疾病之一。不论是有"三多一少"，即多尿、多饮、多食和体重减少，软弱，乏力，尿糖及血糖升高，还是伴发心血管，肾、眼及神经等病变，均可采用此接治法。端坐在椅子上，也可以平坐或者盘坐到床上、地上，最好是站立在地上。

凡尿糖"+"号和血糖 mmol/L 是单号的，比如尿糖"+"号为 1、3、5……取整数；血糖为 7.79mmol/L、9.99mmol/L、11.3mmol/L……取整数。可将两掌的内劳宫穴相对，放在右肩前外方，左掌在上，掌指向右，右肘内侧压住肝脏外侧。

凡糖尿"+"号和血糖 mmol/L 是双号的，比如，尿糖"+"号是 2 个、4 个……取整数，血糖为 5.9mmol/L、8.8mmol/L、10.5mmol/L、12.5mmol/L……取整数。可将两掌的内劳宫穴相对，放于右肩前外方，左掌在上，掌指向左，左肘内侧压住心脏的外侧。

做到：两脚分开，与肩同宽，头正身直，挺胸收腹，沉肩垂肘，唇齿轻合，舌抵上腭，双目轻闭。意想神阙穴（肚脐，道家称为下丹田）（单号：图 8a 至图8d；双号：图 8e 至图 8h）。

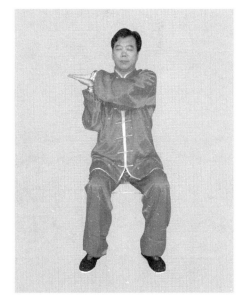

图 8a　端坐

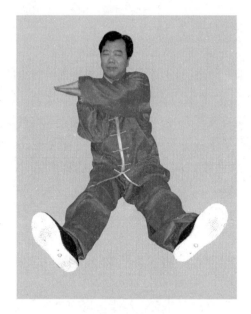

图 8b 平坐

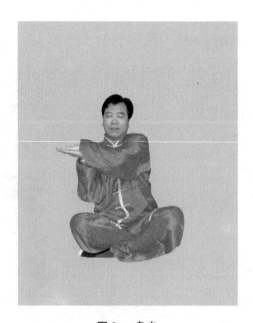

图 8c 盘坐

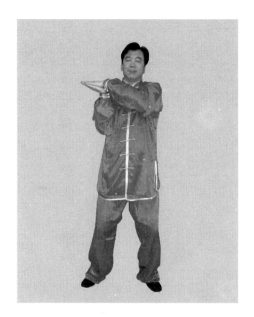

图 8d　站立

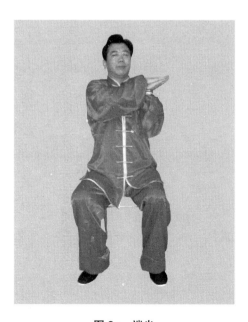

图 8e　端坐

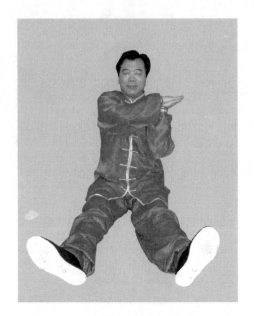

图 8f 平坐

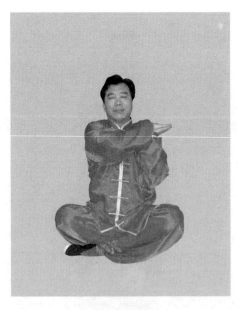

图 8g 盘坐

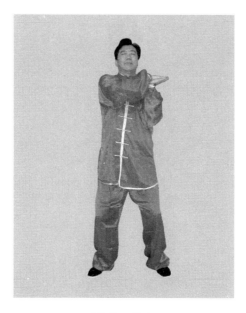

图 8h　站立

（九）神经性头痛接治法

神经性头痛是临床慢性头痛中最常见的一种。不论是紧张性头痛、精神性头痛，还是肌肉收缩性头痛，不论是男性还是女性，当然女性患者较多，患此病的青壮年易坐卧不宁，伴有头晕失眠、记忆力减退、烦躁、情绪易波动等，都可采用声波治疗。

端坐在椅子上，也可以平坐或者盘坐在床上、地上，站立在地上更可接地气。将两掌内劳宫穴对住左大腿根内侧，掌指向下，右掌内劳宫穴对住右大腿根内侧，掌指向下，两掌的外劳宫穴相对，两掌中指针与会阴穴相齐。

做到：两脚分开，与肩同宽，头正身直，挺胸收腹，沉肩垂肘，唇齿轻合，舌抵上腭，双目轻闭。意想会阴穴，两掌十指和两脚十趾可以不停地颤动（图 9）。

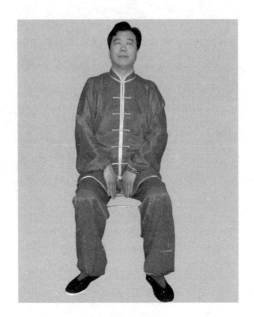

图 9a　端坐

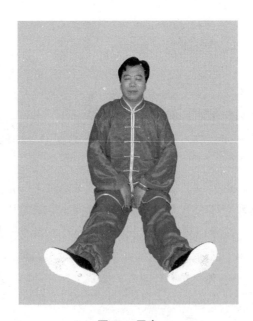

图 9b　平坐

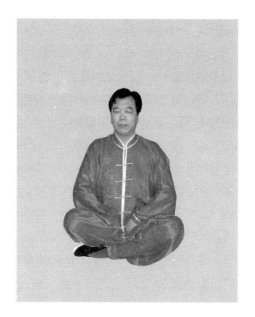

图 9c　盘坐

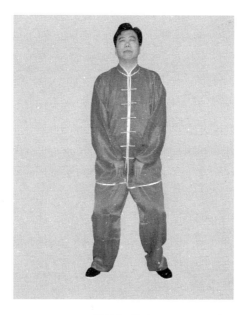

图 9d　站立

（十）便秘接治法

便秘在临床上是比较常见的，此病虽然是由肠道器质性疾病引起排便困难，但也不可掉以轻心，它可使直肠静脉血液的回流发生障碍而造成痔疮，干硬的大便排出时，可擦伤黏膜，导致便血和肛裂。不论是导致以上何种情况，还是造成烦躁、头痛、失眠、腹胀、食欲减退等，都可采用此声波疗法。

端坐在椅子上，也可以平坐或者盘坐在床上、沙发上、地上，站立在地上更好，去厕所时也可采用此法。将两掌的内劳宫穴相对合掌，十指向下，放到神阙穴（肚脐，道家称下丹田），两掌的内劳宫穴要与神阙穴相平行，而且要贴近。

做到：两脚分开，与肩同宽，头正身直，挺胸收腹，沉肩垂肘，唇齿轻合，舌抵上腭，双目轻闭。意想涌泉穴或大便入地9米（图10）。

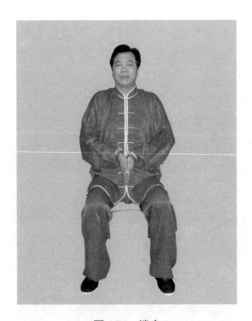

图 10a　端坐

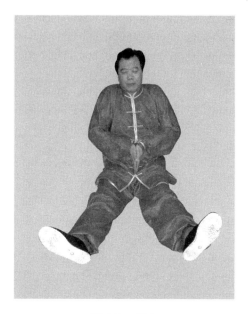

图 10b　平坐

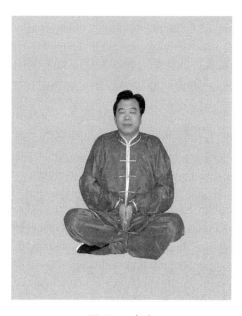

图 10c　盘坐

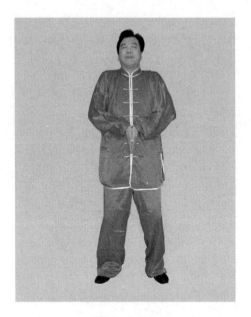

图 10d　站立

（十一）近视眼接治法

根据国内外调查发现，我国是近视眼发生率最高的国家之一。近视的主要症状表现是远视力不好。近视多发于青少年，分为假性近视和真性近视两种。假性近视是由于调节紧张所引起的一种光性改变，而真性近视则是眼轴发生了伸长的器质性改变。不论是假性近视，还是真性近视，练中国长寿功系列功法配合声波治疗均见效很快。

端坐在椅子上，也可以平坐或者盘坐在床上、地上，站立在地上亦可。将左掌的拇指和食指尖（指针）夹住右掌的合谷穴，再将右掌的拇指和食指尖（指针）夹住左掌的合谷穴，放到神阙穴，掌心向内，左掌指向右，右掌指向左，男性左掌在外，女性右掌在外。在听声波治疗过程中，两掌的十指针和拇指针交替按压两掌的合谷穴，两目内视天上星星。

做到：两脚分开，与肩同宽，头正身直，挺胸收腹，沉肩垂肘，唇齿轻合，舌抵上腭，双目轻闭，内视天空（图11）。

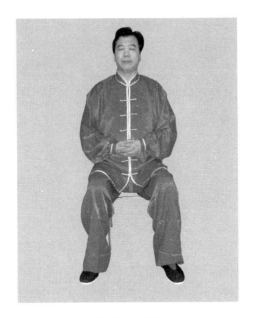

图11a 端坐

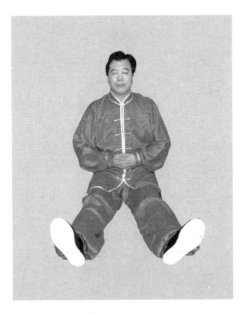

图11b 平坐

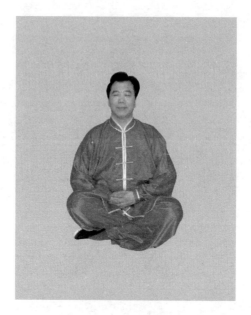

图 11c 盘坐

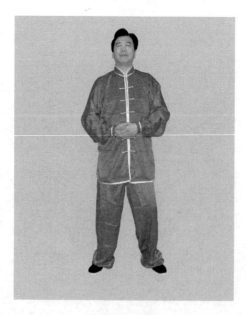

图 11d 站立

（十二）脑血管硬化接治法

脑血管硬化是临床当中较为常见的疾病，不论是大脑左侧血管硬化，还是大脑右侧血管硬化都会出现头痛。此病可采用声波疗法。

端坐在椅子上，也可平坐或盘坐在床上、沙发上、地上，最好站立在地上。将两掌拇指的指尖（指针）相对，两掌的食指和中指的指腹内侧相对后，放到神阙穴两侧，以神阙穴（肚脐）为中心，掌心向内，掌指向下，左掌拇指向右，右掌拇指向左。

做到：两脚分开，与肩同宽，头正身直，挺胸收腹，沉肩垂肘，唇齿轻合，舌抵上腭，双目轻闭（图12）。

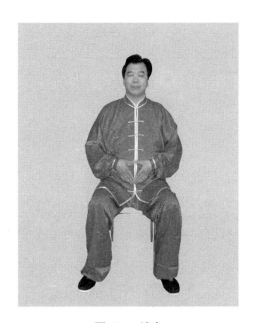

图12a　端坐

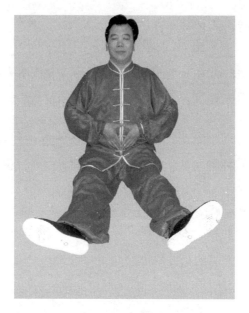

图 12b　平坐

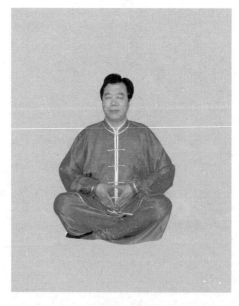

图 12c　盘坐

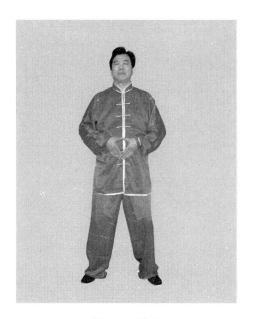

图 14d　站立

（十三）疑难慢性病接治法

疑难慢性病包括很多种，如颈、肩、腰、腿痛等等。不论什么慢性病均可采用此接治法。

端坐在椅子上，也可平坐或盘坐在床上、沙发上、地上，不教特定手法不可站立。将两掌的拇指指尖（指针）点压住两掌食指和中指的中间一节，两掌的无名指和小指握住，两掌的食指和中指向内前方，拇指尖向下，放到两大腿上。

做到：两脚分开，与肩同宽，头正身直，挺胸收腹，沉肩垂肘，唇齿轻合，舌抵上腭，双目轻闭（图13）。

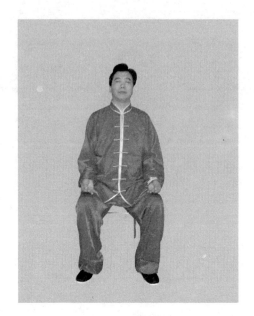

图 13a 端坐

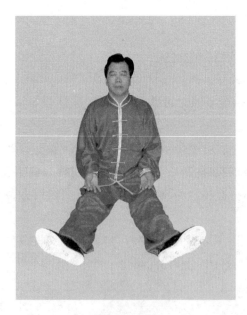

图 13b 平坐

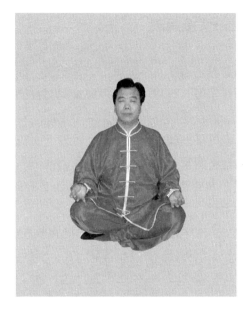

图 13c　盘坐

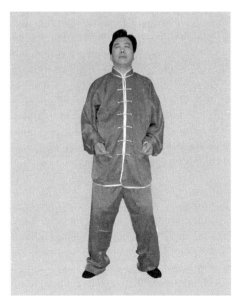

图 13d　站立

（十四）气功爱好者接治法

凡在中国长寿功学习、治疗、培训班上，有相当一部分是气功爱好者，身体也很好，主要想通过学习、练功、接受声波来提高自己的功力，那么这就需要有特定的接波手法，而且还要分开阴和阳两个方面。

端坐在椅子上，也可平坐或盘坐在床上、沙发上、椅子上、地上，不教特定方法不必站立。男性将两掌放到两大腿上，掌心向下，十指向前，十指不必合得太紧，要有空间。女性将两掌放到两大腿上，掌心向上，十指向前略内，十指要留空间，不必太紧。

做到：两脚分开，与肩同宽，头正身直，挺胸收腹，沉肩垂肘，唇齿轻合，舌抵上腭，双目轻闭（男性：图 14a 至图 14c；女性：图 14d 至图 14f）。

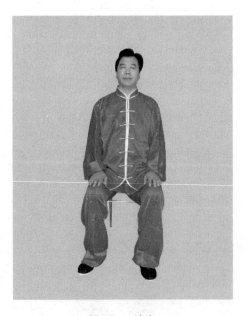

图 14a 端坐

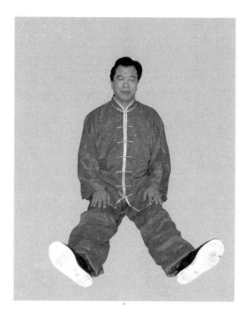

图 14b　平坐

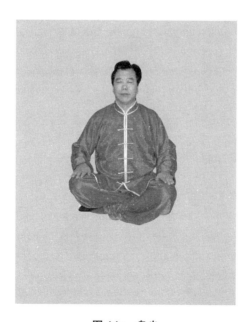

图 14c　盘坐

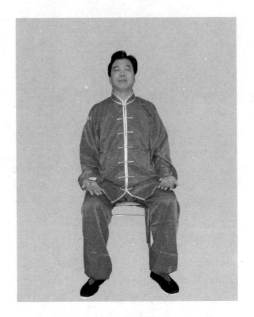

图 14d 端坐

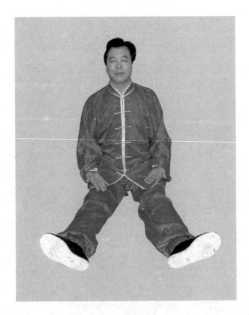

图 14e 平坐

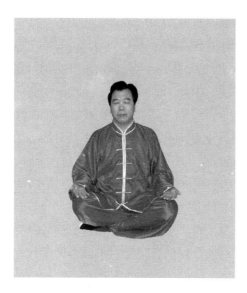

图 14f　盘坐

（十五）气功师的接波法

气功师接受声波、电磁波、生物电流时，他不同于一般的气功爱好者和病患者，当气功师们听到声波和电磁波后，他就会马上打开全身的毛孔及五心，并可使十个指针相互传波，使神阙穴开放，将波采入体内。神阙穴在人体中起着重要的作用。大家知道，人之有脐，尤天北辰也，通五脏，是神气之穴，再生之根，补虚还阳之宝。通过采波，气功师可提高功力。

端坐在椅子上，也可平坐或盘坐在床上、沙发上、地上，也可以站立在地上。男性右掌在下，左掌在上，两掌拇指指尖（指针）相对，放于神阙穴，两拇指在神阙穴上边，两掌在神阙穴下边，掌心向上，以神阙穴为中心。女性左掌在下，右掌在上，两掌拇指指尖（指针）相对，放于神阙穴，两拇指在神阙穴上边，左掌指向右，右掌指向左，两掌在神阙穴下边，掌心向上，以神阙穴为中心。

做到：两脚分开，与肩同宽，头正身直，挺胸收腹，沉肩垂肘，唇齿轻合，舌抵上腭，双目轻闭，在采波的整个过程中，两掌拇指可以随时张合（男性：图 15a 至图 15d；女生：图 15e 至图 15h）。

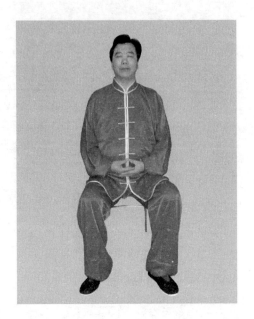

图 15a　端坐

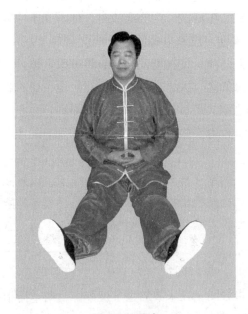

图 15b　平坐

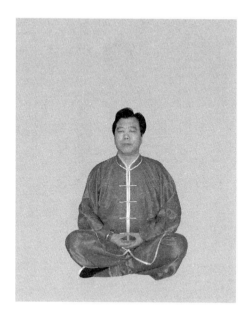

图 15c　盘坐

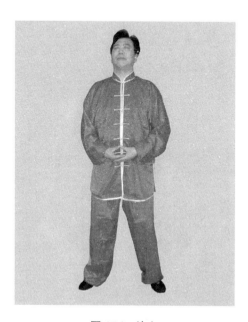

图 15d　站立

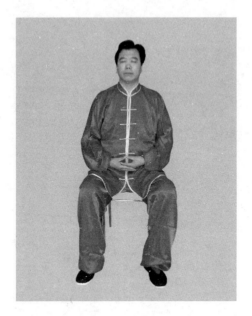

图 15e　端坐

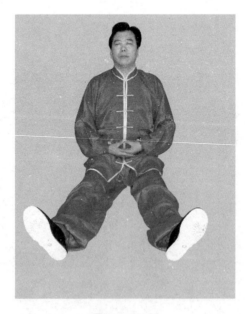

图 15f　平坐

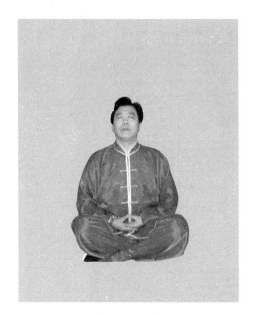

图 15g　盘坐

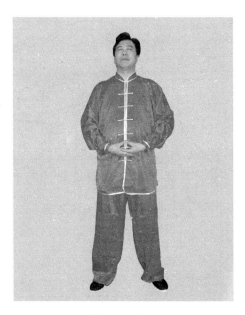

图 15h　站立

二、长寿功法点穴按摩图

(一) 头面颈项部

头面颈项部点穴按摩图

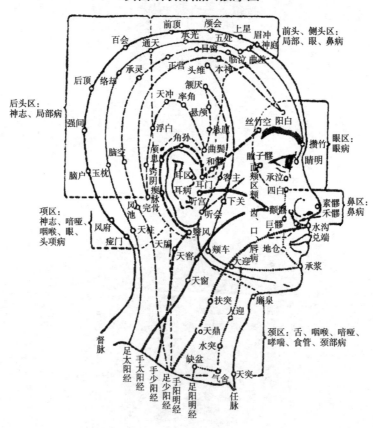

（二）肩背腰尻部

肩背腰尻部点穴按摩图

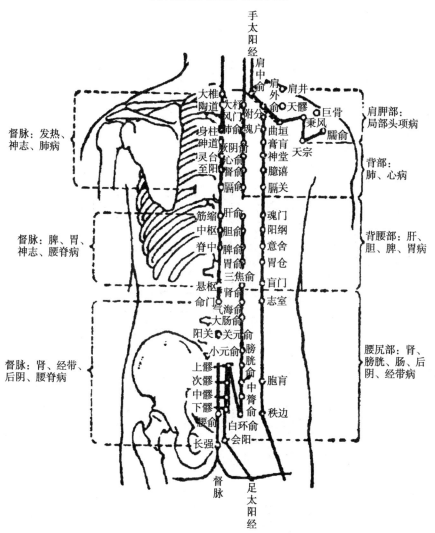

（三）胸膺肋腹部

胸膺肋腹部点穴按摩图

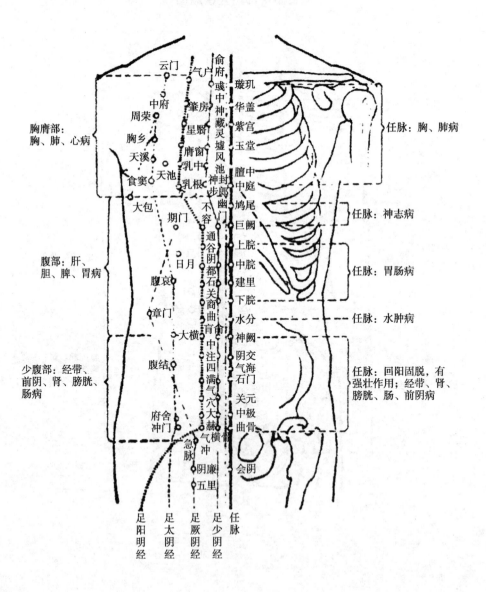

(四) 腋胁侧腹部

腋胁侧腹部点穴按摩图

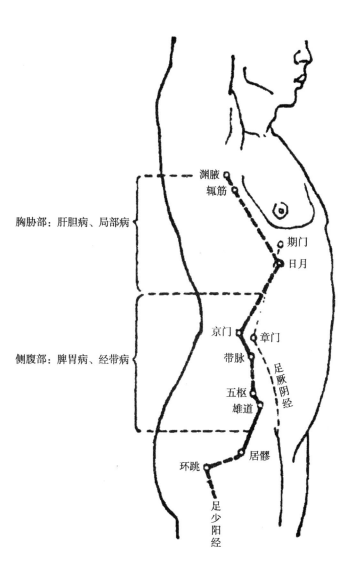

（五）上肢内侧部

上肢内侧部点穴按摩图

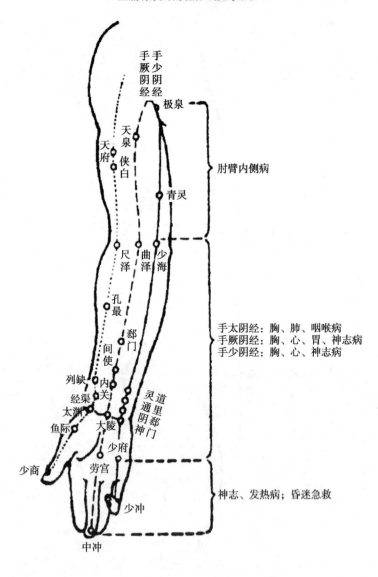

（六）上肢外侧部

上肢外侧部点穴按摩图

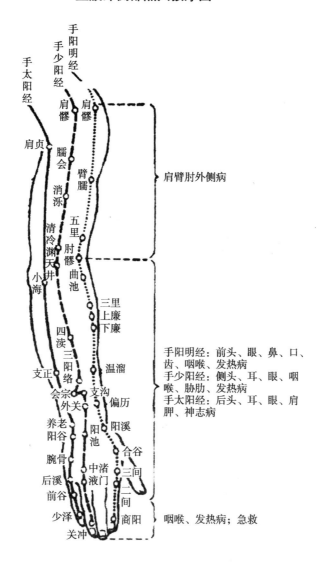

肩臂肘外侧病

手阳明经：前头、眼、鼻、口、齿、咽喉、发热病
手少阳经：侧头、耳、眼、咽喉、胁肋、发热病
手太阳经：后头、耳、眼、肩胛、神志病

咽喉、发热病；急救

（七）下肢后面部

下肢后面部点穴按摩图

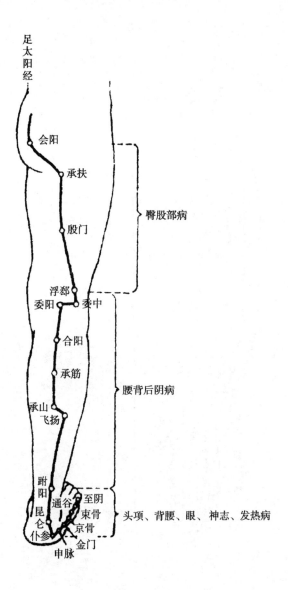

足太阳经

会阳

承扶

殷门

臀股部病

浮郄
委阳 委中

合阳

承筋

腰背后阴病

承山
飞扬

跗阳
昆仑 通谷 至阴
仆参 束骨
京骨 头项、背腰、眼、神志、发热病
金门
申脉

（八）下肢前面部

下肢前面部点穴按摩图

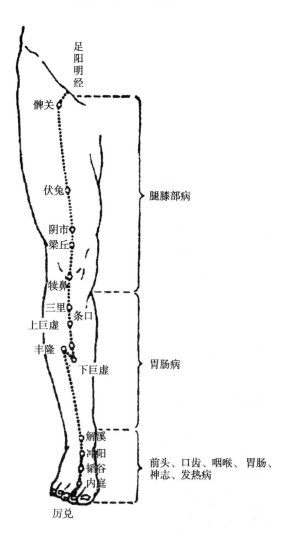

(九) 下肢内侧部

下肢内侧部点穴按摩图

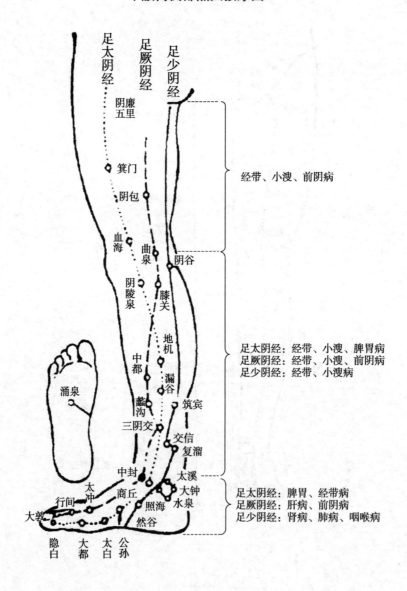

足太阴经

足厥阴经

足少阴经

阴廉
五里

箕门

阴包

血海

曲泉

阴谷

阴陵泉

膝关

地机

中都

漏谷

筑宾

涌泉

蠡沟

三阴交

交信
复溜

中封

太溪

太冲

商丘

大钟
水泉

行间

照海

大敦

然谷

隐白　大都　太白　公孙

经带、小溲、前阴病

足太阴经：经带、小溲、脾胃病
足厥阴经：经带、小溲、前阴病
足少阴经：经带、小溲病

足太阴经：脾胃、经带病
足厥阴经：肝病、前阴病
足少阴经：肾病、肺病、咽喉病

（十）下肢外侧部

下肢外侧部点穴按摩图

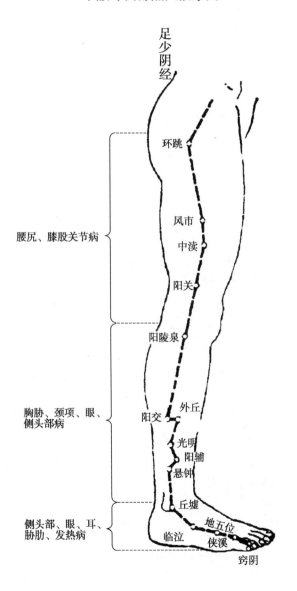

足少阴经

环跳

腰尻、膝股关节病

风市
中渎
阳关

阳陵泉

胸胁、颈项、眼、
侧头部病

阳交
外丘

光明
阳辅
悬钟

丘墟

侧头部、眼、耳、
胁肋、发热病

地五位
临泣
侠溪

窍阴

251

三、经络图

（一）手太阴肺经图

手太阴肺经图

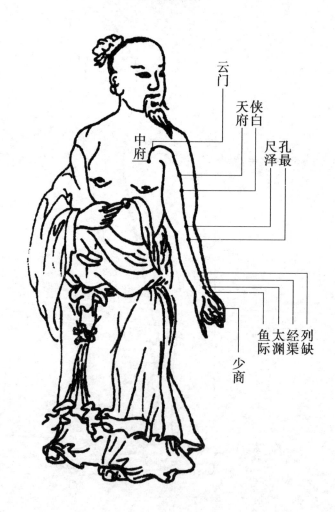

（二）手阳明大肠经图

手阳明大肠经图

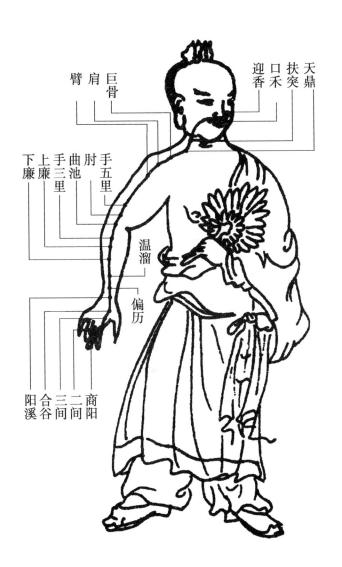

（三）足阳明胃经图

足阳明胃经图

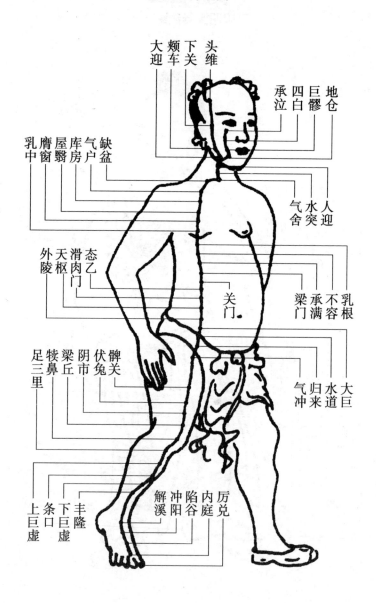

(四) 足太阴脾经图

足太阴脾经图

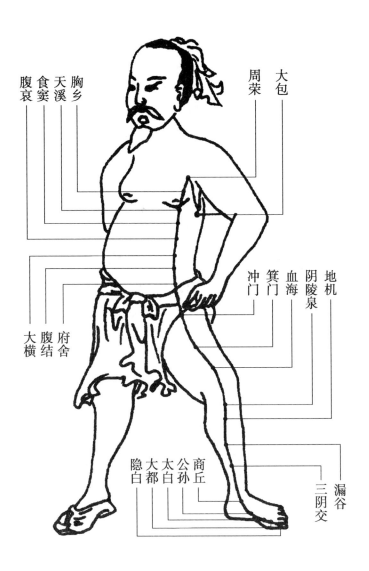

(五) 手少阴心经图

手少阴心经图

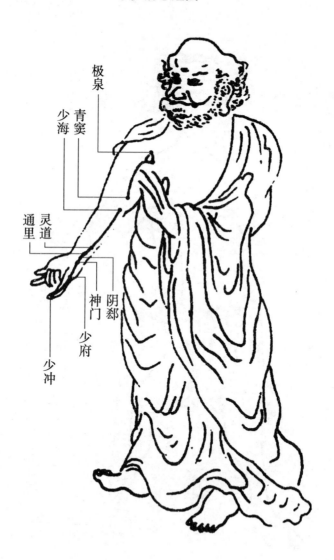

（六）手太阳小肠经图

手太阳小肠经图

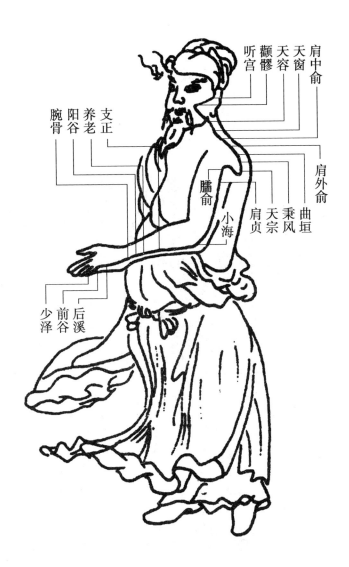

（七）足太阳膀胱经图

足太阳膀胱经图

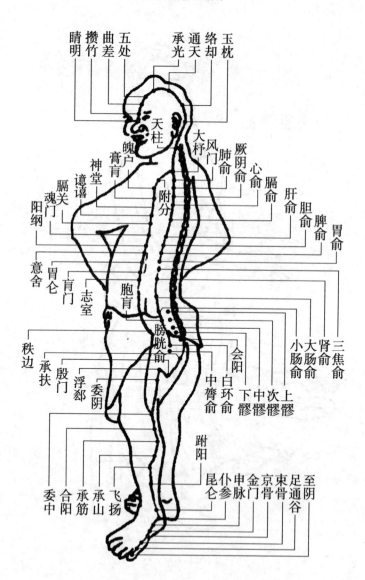

（八）足少阴肾经图

足少阴肾经图

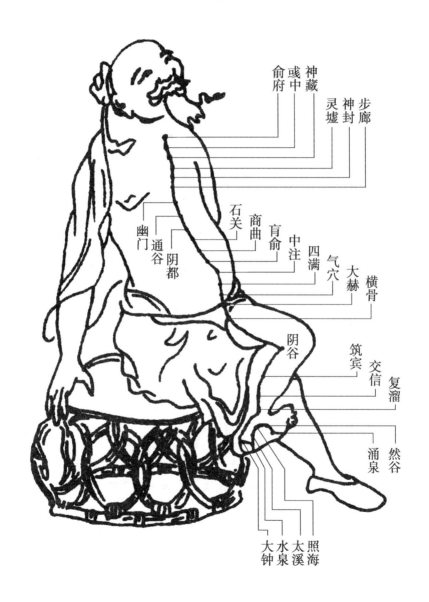

（九）手厥阴心包经图

手厥阴心包经图

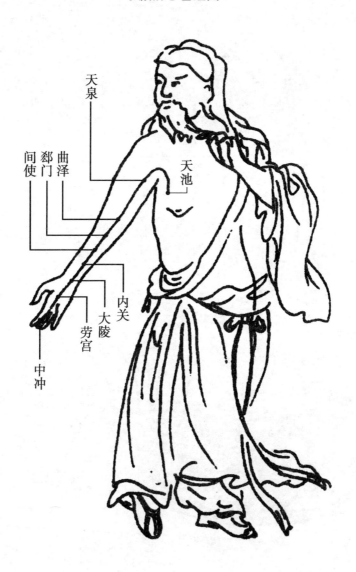

（十）手少阳三焦经图

手少阳三焦经图

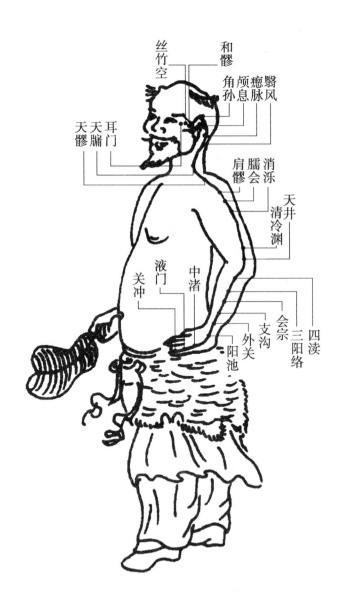

（十一）足少阳胆经图

足少阳胆经图

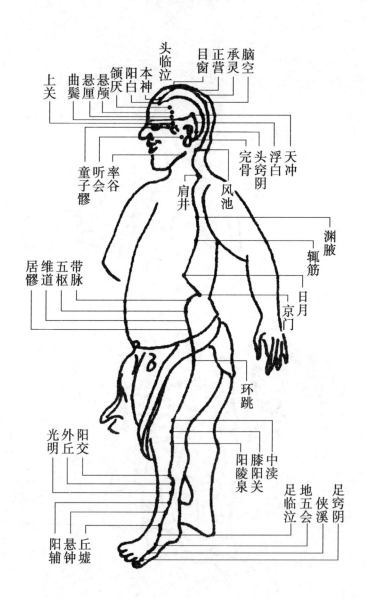

（十二）足厥阴肝经图

足厥阴肝经图

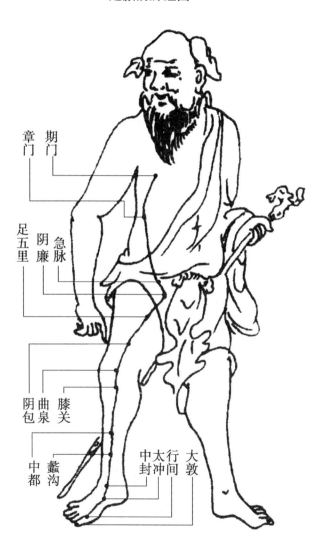

（十三）任脉图

任脉图

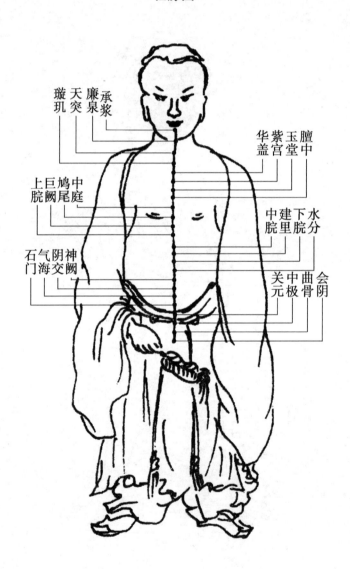

（十四）督脉图

督脉图

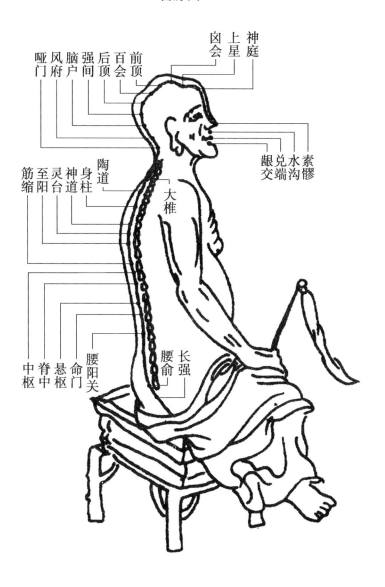

四、长寿功法功歌

1 = F 或 ♭E 2/4

范海生 陶正 词
白戈舟 曲

(1- | 1 12 3- | 5- | 6 23 | 21 | 6- | 5- | 61 | 112 | 335 |

2- | 3- | 36 | 1- | 1-) | 3335 | 2- | 3335 | 1-

一步站 功 祛邪扶 正能
二步坐 功 开发潜 疏经
三步卧 功 活络疏 经通
四步行 功 天人相 通

11 | 2321 | 665 | 6- | (3335 | 223 | 2- | 3- |

强脏调腑 祛浊返 清通
安脏通腑 融会贯 通明
洗脏浴腑 保精神 通
天人合一 周天贯 通

3335 | 223 | 1- | 1-) | 3335 | 6- | 6661 | 5-

万物精华 为我所 用恒
炼精气神 持之以 承
长寿功法 世代传 病
除瘤破石 健美防

6623 | 21 | 666 | 1- | (1- | 112 | 3- | 5- | 623 |

气通周 身 健身延 生
平衡阴 阳 健身延 生
功德圆 满 健身延 生
全民健 身 健身延 生

21 | 6- | 61 | 112 | 335 | 2- | 3- | 36 | 1- | 1-) |

3335 | 2- | 2- | 3335 | 1- | 1- | 1123 | 65 |

长寿功 法 造福于 人 长寿功 法

666 | 1- | 1- | 0 |

利益于 众

(白戈舟 中央音乐学院作曲家)
(陶 正 北京歌舞剧院词作家)

266